CONTRIBUTION

A

L'ÉTUDE DU CROUP

PAR

LE Dr J. CALLANDREAU-DUFRESSE,

Ancien interne en médecine et en chirurgie de l'hôpital civil et militaire de Limoges,
Lauréat de l'École,
Ancien élève des hôpitaux et hospices civils de Paris,
(médaille de bronze de l'Assistance publique, 1871),
Ex-médecin-directeur d'une ambulance municipale (siége de Paris).
Membre de la Société d'Ethnographie de France.

PARIS

ADRIEN DELAHAYE, LIBRAIRE-ÉDITEUR

PLACE DE L'ÉCOLE-DE-MÉDECINE

1873

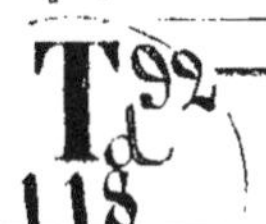

CONTRIBUTION

A

L'ÉTUDE DU CROUP

PAR

LE Dr J. CALLANDREAU-DUFRESSE,

Ancien interne en médecine et en chirurgie de l'hôpital civil et militaire de Limoges,
Lauréat de l'École,
Ancien élève des hôpitaux et hospices civils de Paris,
(médaille de bronze de l'Assistance publique, 1871),
Ex-médecin-directeur d'une ambulance municipale (siége de Paris),
Membre de la Société d'Ethnographie de France.

PARIS

ADRIEN DELAHAYE, LIBRAIRE-ÉDITEUR

PLACE DE L'ÉCOLE-DE-MÉDECINE

1873

CONTRIBUTION A L'ETUDE DU CROUP

CONTRIBUTION

A

L'ÉTUDE DU CROUP

I.

LÉSIONS DES MUSCLES THYRO-ARYTHÉNOÏDIENS.

Les altérations de ces muscles dans les cas de croup ont été jusqu'ici l'objet d'une étude incomplète. Elles ne sont même pas signalées par les auteurs qui se sont occupés dans ces derniers temps de l'anatomie pathologique des muscles : Zenker (1), Waldeyer (2), Hayem (3), Bernheim (4).

A propos du croup, nous trouvons dans le Traité de Niemeyer (5) la phrase suivante : « Partout où nous

(1) *Ueber die Veranderungen der willkürlichen Muskeln...*, Leipsig, 1864.
(2) *Ueber die Veranderungen der quergestreifen Muskeln bei der Entzundung und dem Typhus process.* (*Archiv. für path. Anat.*, 1865, t. XXXIV.
(3) *Note sur les altérations des muscles dans les fièvres...* (*Comptes-rendus des séances de la Société de chirurgie*, 1866, et *Gaz. méd. de Paris*, 1866.
(4) *De l'état cireux des muscles* (*Gaz. méd. de Strasbourg*, 1870).
(5) *Path. int.*, t. I.

voyons une inflammation intense des muqueuses ou séreuses, ce n'est pas seulement le tissu cellulaire sous-muqueux ou sous-séreux, mais encore les muscles recouverts par ces membranes enflammées, qui sont plus humides, infiltrés de sérosité. » Comme on le voit, c'est la loi générale donnée par Stokes (1) ; Niemeyer ne fait que l'appliquer aux muscles du larynx et ne parle point de leurs modifications histologiques.

Rokitanski (2) dit que le tissu musculaire est infiltré, relâché, paralysé dans les affections croupales.

Zenker affirme qu'il y a paralysie, mais il met en doute l'altération musculaire.

Dans un cas fort intéressant publié par MM. Charcot et Vulpian, nous trouvons décrites des altérations locales des nerfs et une dégénérescence graisseuse de quelques fibres musculaires. Mais il s'agit d'une paralysie diphthéritique à une période avancée du croup. Or, nous voulons parler de lésions observées à la période aiguë, spécialement dans les muscles thyro-arythénoïdiens.

Jaccoud (3) ne fait que rappeler les lésions signalées par Rokitanski.

De ces quelques données bibliographiques, il résulte que l'attention n'a pas été portée sur les modifications de ces muscles particulièrement au point de vue de l'histologie pathologique.

Cependant nous trouvons dans la thèse de Fouris (4) quelques mots de ces lésions observées par M. Quinquaud.

(1) *Dublin quarterly journal of med. sc.*, IX.
(2) *Lehrbuch der pathologischen Anatomie*, Wien, 1867.
(3) *Pathologie int.*, t. I, Paris, 1870.
(4) *Thèse de Paris*, 1871.

Les muscles du larynx sont atteints à des degrés très-divers. Les muscles extrinsèques ne présentent que rarement quelques fibres granulo-graisseuses. Viennent ensuite les muscles arythénoïdiens postérieurs, un peu plus fréquemment affectés. Mais presque toujours dans les cas d'inflammation croupale du larynx, les muscles thyro-arythénoïdiens présentent les altérations que nous allons décrire.

Ils apparaissent à l'œil nu pâles, tuméfiés, d'une teinte feuille-morte. Ils sont le siége d'un œdème très-marqué. Si l'on vient à les disséquer, on constate que leur friabilité s'est considérablement accrue. Ce dernier caractère devient surtout manifeste lorsqu'on détache quelque fragment du tissu pour l'examiner sur le porte-objet du microscope.

A l'état frais, par dilacération, l'on voit que les fibrilles ont augmenté de volume, qu'elles contiennent une foule de granulations très-réfringentes, pressées les unes contre les autres. Il semblerait qu'on ait affaire à la dégénérescence graisseuse phosphorée. L'acide acétique ne fait que rendre plus apparentes ces granulations; l'éther et le chloroforme les font diminuer de nombre et bientôt disparaître; leur nature graisseuse est bien évidente. La striation n'existe plus. Les noyaux du myolemme sont multipliés, mais seulement sur quelques fibres. Telles sont les modifications des fibrilles très-altérées. A coté, l'on peut observer tous les intermédiaires jusqu'à l'état sain, mais d'une façon générale, tout le muscle, en son épaisseur, offre de nombreuses lésions.

Ainsi donc, au point de vue de ses fonctions, l'organe loin d'avoir une action exagérée, loin d'être le siége d'un spasme, doit présenter une force de contraction moins considérable, une paralysie plus ou moins complète. Il doit en résulter des symptômes qui viennent s'ajouter à ceux que détermine la présence des fausses membranes. Il reste donc à savoir cliniquement jusqu'à quel point la contraction des cordes vocales peut se trouver affaiblie. L'examen au laryngoscope viendra puissamment aider ou infirmer les données de l'anatomie pathologique ; mais, comme il est impraticable chez les enfants, il faudra recourir à l'examen des adultes si l'on veut pouvoir émettre une affirmation dans un sens ou dans l'autre.

II.

MYOCARDITE ET ENDOCARDITE DIPHTHÉRITIQUES.

Ces lésions du cœur ont été particulièrement signalées par M. Labadie-Lagrave dans une observation lue à la Société anatomique (1) et par MM. Bouchut et Labadie-Lagrave à l'Académie des sciences et dans la *Gazette des Hôpitaux* (2).

Voici pour notre propre compte ce qu'il nous a été donné de voir dans les nécropsies que nous avons pu faire ou contrôler.

En ce qui concerne la myocardite, on rencontre chez un certain nombre d'enfants qui sont morts du croup quelques fibres cardiaques dégénérées, granulo-graisseuses. Mais on constate aisément que ces fibres altérées sont relativement très-rares, si l'on veut bien examiner une dizaine de points différents de la substance myocardite, et l'on se demande vraiment si cela peut constituer un état pathologique ayant une réelle importance au point de vue des fonctions du cœur. Car certainement la grande majorité des fibres de cet organe est parfaitemement saine, ou simplement est le siége d'une légère altération pigmentaire. Et ce qui diminue encore la valeur de ces lésions si faiblement accusées, c'est qu'on les observe dans toutes les maladies infectieuses et dans des cas où la mort se

(1) *Bulletins de la Société anatomique de Paris*, 1872, 2e *série*, t. XVII.
(2) *Gazette des Hôpitaux*, *oct.* 1872, *nos* 117 *et* 118.

produit par les poumons. Enfin, une fois sur 12 à 15 cas, l'on observe dans le croup une altération plus avancée des fibres cardiaques ; il est alors rationnel d'admettre que le cœur a pu, pour sa part, intervenir dans la production de la mort.

Quant à l'endocardite, nous ne l'avons jamais vue suffisamment nette pour pouvoir affirmer son existence comme liée à la diphthérie. Dans un cas, 1 fois sur 40, on pouvait penser à une endocardite au premier degré; mais encore le doute était permis, puisque nous n'avons rencontré que des cellules embryonnaires normales qui se trouvent au bord festonné des valvules à cet âge de la vie.

Il nous reste à faire l'examen critique des faits excellemment exposés par MM. Labadie-Lagrave et Bouchut.

Jusqu'ici les observations publiées par ces auteurs se réduisent à deux. Dans la première (1), nous voyons que les fibrilles musculaires offrent une infiltration abondante de granulations et un état vitreux : on n'a pu constater en aucun point la multiplication des noyaux. Il s'agirait donc du premier degré de la myocardite, car nous pensons que ces granulations étaient protéiques, l'auteur n'en indiquant pas la nature. De plus, l'état vitreux est fortement contesté comme état pathologique par Bernheim en particulier. MM. Cornil et Ranvier admettent deux états vitreux, l'un pathologique et l'autre qui ne l'est pas. Auquel des deux M. Labadie-Lagrave avait-il affaire? Nous l'ignorons. Il ne nous est donc pas permis de conclure.

Pour ce qui est des extravasations sanguines capil-

(1) *Bulletins de la Société anat.*, *loc. cit.*—*Obs. II*, *in Gaz. des Hôpit.* 1872.

laires, elles trouvent dans l'asphyxie leur explication naturelle.

L'endocardite est caractérisée dans cette observation par une coloration rouge lie de vin des valvules, surtout de la mitrale, sur la partie marginale et supérieure de laquelle on trouve un liséré de végétations. Mais la lésion est peu intense et mérite le nom d'endocardite végétante légère. Nous ne pouvons pas accepter encore cette endocardite parce que dans presque toutes les autopsies nous retrouvons cette coloration marginale, souvent plus étendue, qui tient à l'embolie, et l'aspect rugueux est normal. D'ailleurs l'examen micrographique manque. Or, avec ces données, il est impossible d'affirmer une endocardite.

Il est noté dans la seconde observation (1) que les valvules mitrale et tricuspide portent sur la face supérieure de leur bord libre la série festonnée de végétations rouge vif, jointe à l'épaississement de leurs lames, caractéristiques de l'endocardite aiguë végétante. Ici l'examen microscopique révèle l'hyperplasie des éléments conjonctifs de l'endocarde. Mais pour caractériser une endocardite de ces bords libres, il ne suffit pas d'y voir des cellules embryonnaires comme celles-ci, qui existent très-abondamment dans le jeune âge à l'état normal. Il faut encore y trouver, pour les cas aigus, de ces cellules arrondies, à noyau brillant, très-volumineuses, qui par leur assemblage figurent de petites masses gélatiniformes, s'ulcérant vite et se recouvrant d'un léger dépôt fibrineux (2). Bien que ce cas soit mieux

(1) *Gaz. des Hôpit., loc. cit., obs. I.*

(2) La rougeur n'indique rien, à moins qu'elle ne se présente sous forme d'arborisations.

caractérisé que le premier, nous ne saurions affirmer davantage l'existence d'une endocardite.

Il n'est pas question dans cette observation de myocardite. En tout état de cause, elle doit être mise en doute puisqu'il est simplement constaté que la fibre du cœur est rouge et ferme.

Dans les deux observations que nous venons de citer il est parlé de thromboses cardiaques. A propos de cette grave question, qui vient de puiser dans des publications récentes un nouvel intérêt d'actualité, nous serions tenté d'éveiller un instant de vieilles et nombreuses controverses. Nous nous bornerons présentement à quelques réflexions critiques dont le complément et la justification trouveront place dans un article spécial.

Pour l'un des cas, la thrombose est caractérisée par la présence dans les cavités droites et gauches de caillots moitié fibrineux, moitié cruoriques, enchevêtrés dans les colonnes charnues. Or, ces productions ont probablement eu lieu *post mortem* comme l'indique leur constitution mixte, et là par conséquent nous n'avons point affaire à une thrombose vraie. Quant à l'ecchymose de la face interne de la cuisse, formant un petit noyau de la grosseur d'un grain de chènevis, nous ne saurions croire qu'elle puisse provenir de la migration d'un coagulum fibrineux intra-cardiaque. On voit de ces petits foyers hémorrhagiques dans des cas de croup où la mort s'est produite par asphyxie ; parfois même ils forment des noyaux plus volumineux.

Passons à l'autre fait. Le ventricule droit est rempli d'un gros caillot fibrineux, jaunâtre, homogène, sans amas de leucocytes dans son épaisseur. Il n'est point signalé de couches concentriques de la fibrine. Ce n'est que d'après l'aspect et la dureté de ce coagulum, qu'on a pu déclarer qu'il était d'origine organique. Mais ces caillots se retrouvent dans un très-grand nombre d'autopsies. Ils se produisent très-probablement peu de temps avant la mort. D'ailleurs l'examen micrographique n'ayant pas eu lieu, il nous est impossible de rien affirmer.

Quant aux thromboses des sinus de la dure-mère, ces caillots en partie fibrineux, en partie cruoriques, rougeâtres, que l'on peut faire mouvoir dans la lumière des vaisseaux, sont probablement formés *post mortem*. Leur constitution histologique ne nous est pas révélée. Dans la vraie thrombose, le caillot adhère à la veine, la distend et n'est point revenu sur lui-même comme dans le cas présent. Les ecchymoses peuvent toujours s'expliquer par l'asphyxie.

III.

THROMBOSES CARDIAQUES DANS LE CROUP.

Déjà depuis longtemps on avait signalé, comme cause de mort dans la diphthérie, les concrétions cardiaques.

Parmi les auteurs qui s'occupèrent plus ou moins directement de cette question,— Winkler (1), Richardson (2), Barry (3), Smith (4), Thomson (5), Rollo (6), Meigs (7), — Werner (8) paraît avoir eu l'honneur de la priorité.

Pendant qu'ici l'on notait des coagulations fréquentes, Millard (9), Peter (10), Lorrain et Lépine (11) affirmaient que les caillots denses, fibrineux ne s'observent guère dans les cas de diphthérie maligne et que, dans les formes les plus franchement infectieuses, on ne constate qu'un certain degré de fluidité du sang.

M. Robinson Beverley, dans une thèse fort intéressante (12), est venu reprendre les travaux des premiers auteurs. Pour lui, la thrombose cardiaque dans la di-

(1) *Die Blutklumpen dann der Hautiger Braune. Wien*, 1852.
(2) *Medical Times and Gaz.*, 1856.; *British med. Journ.*, 1860.
(3) *Ibid.*, 1858.
(4) *Ibid.*, 1859.
(5) *Medical Times*, 1860.
(6) *British. med. journ.*, 1863.
(7) *The American journ. of the med sc.*, 1864.
(8) *Gaz. des Hôpit., Linz*, 1842.
(9) *Loc. cit.*
(10) *Thèse de Paris*, 1839.
(11) Art. *Diphtérie* in *Diction.* de Jaccoud, t. XI,
(12) *Thèse de Paris*, 1872.

phthérie serait fréquente et occasionnerait souvent la mort.

Certes, nous ne prétendons pas nier qu'il puisse se développer des concrétions cardiaques pouvant, avec d'autres causes, produire la mort. Il est possible même qu'à elles seules, ces concrétions puissent l'engendrer. Mais raisonnant d'après les faits, d'après les autopsies que nous avons pu voir, et nous appuyant sur la critique même des observations publiées, nous pensons que les cas de ce genre doivent être beaucoup plus rares qu'on ne l'a cru. Et malgré le talent que M. Robinson a mis à interpréter des observations fort bien prises, nous ne saurions admettre que les faits mis en avant soient bien démonstratifs et contiennent tout ce que cet observateur distingué leur a fait dire.

Avant d'aborder la critique des observations de M. Beverley, nous devons examiner quelles sont les opinions des auteurs sur les caillots que l'on trouve après la mort dans les cavités cardiaques.

Depuis Laënnec on reconnaît que les caillots noirs et mous, ayant l'aspect de la gelée de groseille, sont formés après la mort. C'est une opinion généralement admise. A l'endroit des caillots en partie fibrineux, en partie cruoriques, Laëennec s'exprime en ces termes : « Les concrétions les plus molles et les plus récentes ne sont jamais tout à fait semblables à la couenne du sang tiré des vaisseaux, et par conséquent il est probable qu'ils se sont formés sous l'influence de la vie. »

Pour M. Hardy (1), « la substance des caillots ré-

(1) *Thèse d'agrégation. Paris*, 1838.

cents est formée d'une grande quantité de matière colorante entremêlée de fibrine ; la résistance est faible entre leurs diverses parties ; le caillot cependant est moins mou, moins humide que ceux qui se forment après la mort.

M. Bouillaud (1) professe à peu près la même opinion.

Grisolle (2) croit que la plupart des caillots à la fois cruoriques et fibrineux sont formés après la mort.

Richardson (3), Perroud (4) sont d'un avis analogue.

Bucquoy (5) rapproche les coagulations qui se forment dans les derniers moments de la vie, des concrétions complètement cadavériques.

Rindfleish (6) attribue la formation des thromboses cardiaques aux aspérités des parois jointes au ralentissement circulatoire. Il ajoute que ce sont les végétations récentes de l'endocarde qui deviennent le siége de dépôts fibrineux qu'il est très-rare de voir à la surface des valvules indurées même rugueuses. Les caillots dont il s'agit sont petits et n'atteignent jamais le volume de ces gros coagula fibrineux, désignés sous le nom de polypes. Ces derniers sont le résultat d'un ralentissement ou d'un arrêt de la circulation dans le cœur.

D'après Cornil et Ranvier (7), ce n'est que dans les

(1) *Traité des maladies du cœur*, t. I.
(2) *Traité pratique de la pneumonie. Paris*, 1841.
(3) *On fibrinous deposition in the heart. London*, 1860.
(4) *Congrès médical de Lyon*, 1864.
(5) *Thèse d'agrégation. Paris*, 1863.
(6) *Handbuch der pathologischen Anatomie.* Traduct. de Gross, 1873.
(7) *Mannel d'histologie pathologique.*

cas où le sujet a succombé dans une syncope, que le ventricule immobilisé en diastole au moment de la mort, renferme du sang et des caillots. Le ventricule droit est souvent distendu et contient du sang coagulé, ce qui est dû à ce que l'agonie est dans la plupart des cas accompagnée d'asphyxie. Les oreilletes, en raison de leur faible contractilité, sont toujours remplies de sang après la mort. Lorsque le cœur a cessé de battre, le sang contenu dans ses cavités se coagule lentement. C'est ce qui explique la décoloration des caillots à leur surface antéro-supérieure, tandis qu'ils sont cruoriques à leur face postéro-inférieure. MM. Cornil et Ranvier, après avoir constaté que la plupart des médecins considèrent de tels caillots comme actifs, d'origine vitale, rejettent cette manière de voir.

Voici les caractères des caillots formés pendant la vie.

Ce sont des caillots développés en couches minces à la surface de l'endocarde altéré ou sur des végétations des orifices. Ils ne contiennent pas de globules rouges mais seulement de la fibrine granuleuse. D'autres caillots sont causés par le ralentissement du cours du sang. Ils sont incrustés dans les colonnes charnues. On peut les décomposer en lamelles, et la partie centrale n'a pas une consistance différente de celle des couches superficielles.

Voyons maintenant ce que nous avons observé dans les nécropsies d'enfants morts du croup.

En incisant le cœur, on trouve différentes sortes de caillots :

Tantôt ce sont des coagula très-mous, gelée de groseille, se rencontrant surtout dans les cavités droites. Ceux-là, tout le monde s'accorde à les considérer comme formés après la mort.

Tantôt ce sont des caillots constitués en partie par de la fibrine et, en partie, par une masse cruorique, mélangées ou agencées de manière à former un coagulum fibrineux antérieurement et cruorique à sa partie postérieure. Ce sont encore là des formations *post mortem.*

Dans d'autres cas, on trouve des caillots fibrineux décolorés, enchevêtrés dans les colonnes charnues du cœur, présentant des prolongements du côté des oreillettes. Tantôt ils sont infiltrés, comme œdématiés, tantôt ils sont plus consistants. Si l'on vient à les examiner au microscope, on voit de la fibrine avec des fibrilles très-nettes, sans granulations, et les différents points de la masse paraissent avoir le même âge en ce sens que nulle part il n'y a d'altération de la substance. Nous avons retrouvé ce genre de caillots dans des cas de mort bien différents, le sujet ayant succombé, soit d'une façon rapide ou même subitement, soit après une lente agonie, dans les cas de pneumonie franche, dans les cas de mort par le cerveau.

Enfin, dans le croup, nous avons rencontré des caillots composés de couches concentriques. Il semblait qu'il y eût là plusieurs dépôts fibrineux formés successivement à intervalles plus ou moins réguliers et par conséquent pendant la vie. Mais nous les avons retrouvés chez beaucoup de sujets, les uns morts très-vite, les autres lentement, ce qui réduit singulièrement le rôle qu'on se plaît à leur attribuer dans la production de la mort. Cependant l'on pourrait admettre que vie est compatible avec une lente formation de caillots, mais alors il est probable qu'on observerait de l'altération de la fibrine, ce qui n'existait pas dans ceux que nous avons trouvés chez les diphthéritiques. De plus, le développement de ces caillots s'explique par l'intoxication carbonique, par l'asphyxie plus ou moins rapide qui a lieu dans la majorité des cas de mort par le croup. Il se pourrait aussi que le cœur fût affaibli par les quelques fibres de dégénérescence graisseuse que l'on y rencontre ; mais nous avons dit plus haut que cette myocardite avait été beaucoup exagérée. Pour expliquer une mort subite, il faut ordinairement une embolie ou une lésion cardiaque très-nette, et c'est ce que nous ne trouvons pas dans le croup.

Examinons maintenant si les faits donnés par M. Robinson peuvent permettre d'affirmer la mort par le cœur.

Voici les caractères des caillots observés par lui : « Ils étaient blanchâtres, avaient une apparence fibreuse dans le ventricule droit, et ne se laissaient pas pénétrer facilement par le doigt. Ils étaient en outre un peu élastiques, et plus secs que les caillots moitié fibrineux, moitié cruoriques; c'est-à-dire qu'ils contenaient moins de sérum... Plusieurs fois, ils étaient évidemment constitués par l'accolement d'un certain nombre de feuillets fibrineux disposés en couches concentriques... L'adhérence intime du caillot dans les anfractuosités de l'endocarde indiquait encore que la contraction s'était exercée sur lui... Nous avons noté dans quatre cas l'existence de prolongements... Ces prolongements, joints aux rétrécissements qu'on trouve audessous d'eux, sont considérés par Poullet comme étant un signe irrécusable de la formation des concrétions avant la mort. »

Nous devons ajouter que M. Robinson cite et partage l'opinion de MM. Claude Bernard et Perroud, qui considèrent l'asphyxie comme une condition des moins favorables à la production des caillots.

Les preuves qu'il apporte à l'appui de ses conclusions reposent sur des faits d'anatomie pathologique et sur la clinique.

En ce qui concerne l'anatomie pathologique, il se fonde principalement sur la constitution des caillots, sur la disposition de la fibrine en couches concentriques, et il met en doute, contrairement à l'avis de M. Raynaud, la valeur du rétrécissement du caillot au niveau des valvules signalé par Poullet.

Pour lui, dans maintes observations, les faits sont très explicites.

A côté de l'étude à l'œil nu des caractères physiques du caillot, nous aurions voulu voir l'examen microscopique. Or il n'a pas été fait dans le premier cas : ici, le caillot est fibrineux, résistant, aplati, se détache difficilement des parois du ventricule ; il y a du sang noirâtre à l'état de gelée autour de lui. — Ce sont autant de caractères que l'on retrouve souvent dans les autopsies, même quand le sujet est mort par le cerveau. Il n'est donc là rien qui nous prouve qu'il y a eu mort par caillot cardiaque. D'autant plus que l'auteur note l'intégrité de l'endocarde. Les fibres cardiaques présentaient une dégénérescence granuleuse ; mais il reste à savoir si les granulations étaient de nature graisseuse, protéique ou pigmentaire.

Dans la seconde observation, le caillot est fibrineux ;

il s'enchevêtre dans les colonnes charnues du cœur, sans qu'il y ait d'altération de l'endocarde pariétal ou valvulaire. — L'auteur ne dit point s'il y avait des couches fibrineuses concentriques, et l'examen histologique n'a pas été fait. Il est donc impossible de rien affirmer.

Dans l'observation troisième, on note dans le ventricule droit la présence d'un caillot fibrineux envoyant un prolongement rubané dans l'artère pulmonaire, sans adhérence aux parois artérielles. Le prolongement de l'auricule présente deux ou trois couches de fibrine avec des adhérences à la paroi ; mais, avec des tractions, on l'enlève tout entier. Pas de lésion de l'endocarde à ce niveau, ni ailleurs. — Encore ici c'est un caillot ordinaire, produit probablement pendant l'agonie, puisqu'il existe en un point trois couches de fibrine. Dans le cœur, quelques fibres présentent des granulations moléculaires et graisseuses. Comme on le voit, ici la myocardite est bien peu de chose. Point d'examen micrographique du caillot. Même impossibilité de conclure.

Dans l'observation suivante, le ventricule droit contient un caillot fibrineux, enveloppé, en grande partie, par du sang noir presque liquide. Le caillot de l'oreillette offre deux couches ; il contient quelques points limités cruoriques sur sa face inférieure. L'endocarde qui tapisse les oreillettes et le ventricule est sain. Cependant les valvules sont boursouflées et chagrinées suivant leur bord libre plus qu'à l'état normal ; mais il n'y a point de caillot à cet endroit-là. — Rien de la constitution histologique du coagulum ; d'ailleurs, il est cruorique et fibrineux, partant formé dans les derniers moments de la vie ou *post mortem*.

Il est signalé dans la cinquième observation qu'il y a dans les deux ventricules des caillots fibrineux, enchevêtrés, présentant l'un et l'autre des stratifications et des prolongements. L'oreillette gauche renferme un caillot moitié fibrineux moitié cruorique. Pas d'examen micrographique du coagulum ; pas d'altération bien nette ni des nerfs pneumogastriques ni des fibres cardiaques. Ici encore, ce sont des caillots d'agonie probablement ; mais il est impossible d'affirmer qu'ils ont causé la mort.

Dans le sixième cas, il existait, dans le ventricule droit, des caillots fibrineux avec prolongement dans l'artère pulmonaire, étranglement au niveau de la valvule tricuspide qui, d'ailleurs, était saine. D'autres caillots plus mous et plus noirs occupaient l'oreillette droite et offraient des prolongements. Il n'est fait mention ni de leur structure ni de leurs adhérences possibles.

Dans la septième observation, le ventricule gauche renferme plusieurs caillots noirs, le ventricule droit un caillot grisâtre, fibrineux, assez consistant, mais s'écrasant cependant facilement sous le doigt. M. Ranvier a constaté l'altération des fibres du cœur, mais l'endocarde paraît sain et il ne nous est rien révelé de la structure des caillots. Ils se sont vraisemblablement formés après la mort dans le ventricule gauche et pendant l'agonie dans le ventricule droit.

Observation huitième : bouillie cruorique dans le cœur gauche ; dans le cœur droit, caillot fibrineux antérieurement, cruorique postérieurement. Rien de plus net : formations *post mortem*.

En résumé, l'on ne trouve dans ces observations, rien de concluant au point de vue anatomique.

Examinons à présent les raisons cliniques.

Observation I. — L'enfant opéré le 9 au soir, dans un état d'asphyxie commençante, présente le 10 une coloration des joues, des lèvres et des mains légèrement violacée.

Le 11, il est complètement cyanosé, froid. Vers le soir, il s'affaiblit après être resté trois heures sans canule dans la journée. P. 180, R. 72, T. 40. Toujours cyanose; mort dans la nuit à 1 heure. On retrouve ici les caractères de l'asphyxie suivie d'une petite période d'affaissement précédant la mort. Il existe dans les poumons des noyaux d'apoplexie. Il y a, en même temps, des ecchymoses sous-pleurales qui démontrent bien le rôle de l'asphyxie dans ce cas. Partant, rien dans les symptômes n'indique qu'il y ait eu là mort par le cœur.

Obs. II. — Il est dit à propos de cette observation que la mort a été subite.

Cependant dès le 7 au soir, il existe de l'oppression, une respiration rapide, du sifflement laryngé.

Le 8. L'opération nécessitée par une asphyxie lente très-prononcée, n'a pas soulagé l'enfant. Le soir, une heure avant la mort, oppression extrême, lèvres violacées; cyanose de la face et des doigts; les ongles sont bleuâtres, livides; pouls presque insensible; bruit laryngé; (R. 70 à 80). Voilà ce qu'on appelle une mort sans agonie! De plus, le larynx, la trachée, au-dessous de la plaie, sont recouverts de fausses membranes. Il y a quelques points de pneumonie lobulaire à droite. Comme on le voit, il y avait ici de la pneumonie et une gêne respiratoire considérable due aux pseudo-membranes. C'est un cas de mort par asphyxie s'il en fut jamais.

Obs. III. — Il est noté que le malade est mort subitement le troisième jour de son entrée.

Le 27. Il rend des fausses membranes.

Le 28. Dans la nuit, la respiration s'est embarrassée; accès de suffocation; opération longue et pénible; hémorrhagie abondante.

Le 29. Matin, respiration 44, P. 148. De 10 heures à midi, beaucoup d'agitation. A midi, l'enfant est devenu plus calme. Le visage se cyanosait de plus en plus. Nous ne trouvons là aucun caractère de mort subite. Il est probable que ce sont des fausses membranes qui ont joué le principal rôle dans la production de la mort, d'autant plus qu'il en existait sur une surface assez étendue au-dessous de la plaie trachéale, et qu'on a trouvé de la congestion pulmonaire et des ecchymoses sous les plèvres, preuve d'asphyxie. La mort par le cœur est problématique.

Obs. IV. — Le 17, soir, le petit opéré rejette des fausses membranes; R. 60.

Le 18. L'agitation est extrême; R. 64, P. 184; râles sous-crépitants très-abondants.

Le 19. Soir, l'enfant ne paraissait pas plus oppressé que le matin; à partir de 5 heures après-midi, il a commencé à s'agiter, puis la canule a cessé de gargouiller et il s'est éteint. On rencontre à l'autopsie un épanchement sanguin dans le tissu cellulaire sous-cutané de la paroi thoracique antérieure; des débris pseudo-membraneux dans l'arbre aérien; dans le poumon droit, au sommet, un noyau de pneumonie. Ici, la gêne respiratoire a manifestement existé. Le 17, il y avait eu, d'ailleurs, deux accès de suffocation.

Obs. V. — Le 18. R. 52, P. 132. L'enfant a été sans canule toute la journée. Le soir, la plaie est devenue sèche; R. 60, P. 140. La surface entière du corps paraît d'une pâleur excessive. Les extrémités des doigts de pied et des mains sont violacées. La mort arrive à 4 heures de la nuit après une agitation extrême, on ajoute qu'à aucun moment l'enfant n'aurait été cyanosé! Débris de fausses membranes dans les bronches, petites masses consolidées, disséminées dans les deux poumons, particulièrement dans le lobe inférieur du poumon droit. Ici, lésions pulmonaires, cyanose, gêne de la respiration; c'est encore de l'asphyxie.

Obs. VI. — Dans ce cas, aucun doute.

Le 22. Cyanose, asphyxie; le soir, cyanose, râle trachéal, pouls imperceptible; nous n'insistons pas.

Obs. VII. — Il s'agit d'une angine diphthéritique.

Du 9 au 16. La température oscile de 40,3 à 39,1; le pouls, de 130 à 108; la respiration n'est pas notée.

Le 16. L'enfant s'affaisse et succombe assez rapidement après électrisation du phrénique au cou. A l'autopsie, on trouva quelques ecchymoses sous-pleurales; la partie supérieure du larynx est tapissée d'un détritus gélatineux albuminoïde qui recouvre une muqueuse épaissie et injectée ; les poumons sont d'une teinte violacée à leur partie postérieure. On a rencontré un caillot grisâtre, fibrineux, mais s'écrasant facilement sous le doigt. M. Ranvier a constaté l'altération des fibres cardiaques, mais l'état clinique ne prouve point une mort par le cœur.

Obs. VIII. — La mort a été presque subite.

Le 20. R. 56.

Le 21. Nous ne trouvons notés ni la respiration ni le pouls ; l'enfant pâlit, ne mange pas.

Le soir, pouls petit, filiforme, bruits du cœur sourds, respiration assez fréquente ; la mort survient 1 heure après. A l'autopsie, on note : fausses membranes au niveau des cordes vocales, congestion intense de toute la muqueuse de l'arbre aérien ; lobe moyen du poumon droit complètement hépatisé. Noyaux tuberculeux disséminés dans les deux poumons. Il n'en faut pas davantage pour expliquer une mort par le poumon.

Obs. IX et X. — Il s'agit d'enfants qui ont guéri. Il est bien difficile d'avoir là des notions permettant d'affirmer la présence ou l'absence de concrétions cardiaques. Nous ne saurions mieux justifier notre réserve qu'en citant textuellement ces paroles de l'auteur (1) : « Combien il est délicat, je dirai presque téméraire de dire d'une manière absolue qu'un signe, quel qu'il soit, appartient plutôt à la concrétion cardiaque qu'à l'engouement ou à l'asphyxie pulmonaire (quand des poumons sont déjà pris) et d'affirmer enfin que les changements inquiétants survenus dans les bruits du cœur,

(1) Robinson Beverley, loc. cit., p. 31.

ou dans les caractères du pouls, dépendent uniquement du cœur qui ne peut plus lutter contre l'obstacle enfermé dans ses cavités. »

Plus loin M. Robinson, cherchant néanmoins si un ou plusieurs signes réunis lui permettront un diagnostic certain, donne l'analyse des faits qui l'ont autorisé à conclure affirmativement.

De tout cela, pour nous, il résulte un doute absolu, car les phénomènes invoqués relèvent bien plutôt de l'asphyxie qu'ils n'appartiennent à des troubles cardiaques primitifs.

En résumé donc, au point de vue clinique, s'il est possible de prouver que les concrétions cardiaques peuvent donner lieu à des morts subites ou presque instantanées, les observations que nous avons sous les yeux ne le démontrent point. Dans ces observations, nous avons trouvé l'explication de la mort dans l'asphyxie et non point dans la présence des concrétions cardiaques.

Nous savons d'ailleurs que des caillots sont restés longtemps dans les cavités du cœur sans y avoir jamais déterminé de troubles reconnaissables. Richardson pense que des concrétions peuvent se développer avec lenteur, obscurément, puis s'accroître soudain de manière à provoquer une mort rapide. Dans la diphthérie nous admettons la possibilité du fait; mais encore faudrait-il pour qu'il fût acquis, des preuves nettes, précises et nous n'en trouvons ni dans les livres, ni dans les cas par nous observés.

De l'aveu des auteurs, aucun des symptômes attribués à la présence des concrétions cardiaques n'a de valeur, isolément considéré :

La dyspnée particulière, primitivement signalée par Hope et Richardson, et qui proviendrait essentiellement d'une diminution de la quantité du sang chassé par le ventricule dans l'artère pulmonaire, tombe sous le coup de cette affirmation. Les caractères du pouls, l'emphysème pulmonaire perdent la signification qu'on leur a prêtée, puisqu'il y a dans les cas en question de la gêne respiratoire. Le bruit de soufflet, donné par M. le professeur Bouillaud, serait plus démonstratif; mais il n'a pas été constaté dans les observations qui nous occupent.

L'oppression, la pesanteur à la région cardiaque ne peuvent pas être indiqués chez les petits enfants. « Le signe absolu ne peut être que collectif. » Mais Richardson, dont l'autorité puissante est mise à contribution, déclare, au sujet des thromboses du cœur, que « les symptômes sont ceux d'une syncope, non pas de l'asphyxie. » Or, nous avons vu que le consensus phénoménologique fourni par les faits dont l'analyse précède se rapporte surtout à l'asphyxie; donc, il ne saurait caractériser des concrétions intra-cardiaques.

Si la question n'est pas résolue quant à la syptomatologie, elle est aussi loin de l'être au point de vue du diagnostic; il ne serait pas toujours possible de différencier la thrombose et la paralysie cardiaque. La pathogénie n'est pas beaucoup mieux élucidée. D'après M. Robinson Beverley, l'inopexie serait quelquefois justiciable de la formation des caillots, et peut-être aussi faudrait-il en chercher la cause dans une influence saisonnière. Ici, nous ne suivrons pas l'auteur dans ses digressions; il nous suffira de constater que des caillots cardiaques se rencontrent au moins dans la moitié des cas et dans toutes les saisons. C'est du moins ce qui résulte pour nous d'un assez grand nombre de nécropsies.

Cette étude critique justifiera les réserves que nous avons faites au début : encore une fois, nous ne voulons pas nier que les concrétions cardiaques puissent amener la mort; mais cela doit être bien rare. Sur une quarantaine d'autopsies faites avec soin, les malades ayant été observés pendant la vie, nous n'avons pu trouver un seul cas *bien probant* où il fût possible d'attribuer la mort uniquement à une thrombose cardiaque. Nous avons vu plusieurs fois des enfants succomber presque subitement (nous parlons toujours de la période aiguë du croup), mais dans ces cas, on trouvait d'épaisses fausses membranes obstruant la trachée, ou même une fausse membrane seule, formant soupape, ou bien l'envahissement des bronches par la diphthérie ; une fois, il s'était produit une hémorrhagie ; exceptionnellement, nous avons constaté l'altération graisseuse des fibres cardiaques. Nous avons vu plusieurs enfants mourir subitement pendant la trachéotomie : dans un premier cas, la canule avait refoulé des fausses membranes très-avant dans la trachée de telle façon qu'avec les pinces, on ne put les enlever; la lumière du conduit se trouvant oblitérée de la sorte, l'enfant mourut aussitôt. Dans un autre cas, l'introduction de la canule fut trop lente ; l'enfant mourut subitement comme s'il y avait eu arrêt du cœur par action réflexe ; malgré des insufflations réitérées et malgré l'électrisation, l'on ne parvint pas à rétablir les mouvements respiratoires.

La trop grande quantité de sang introduit dans la trachée peut aussi produire une mort subite. Le plus souvent, ce sang est rejeté par la canule aussitôt qu'elle est mise ; avec le rétablissement de la respiration, coïncide la suppression de l'hémorrhagie. Ainsi donc, un obstacle, même de quelques secondes, peut amener une mort instantanée. De plus, dans certains cas, l'asphyxie lente paraît jouer le rôle principal.

La stratification bien constatée, avec examen micrographique démontrant des couches anciennes, des couches plus récentes, aurait pu faire présumer la possibilité de la mort par thrombose cardiaque ou, du moins, annoncer que les caillots étaient d'origine vitale. Mais M. Robinson Beverley ne rapporte que deux faits où la stratification fut manifeste ; l'examen histologique manque et de plus, dans ces cas, il coexistait des caillots gelée de groseille accusant une formation *post mortem*. Enfin, nous ferons remarquer, comme dernière objection, que l'analogie qu'il trouve entre la mort subite des femmes en couche et la mort subite des diphthéritiques, ne peut être admise puisque dans le premier cas, il s'agit d'embolies, et dans le second, de thromboses développées *in situ*.

Dans les quelques faits de mort subite que nous avons observés, il nous a semblé que deux causes étaient en jeu : d'une part l'altération granulo-graisseuse des fibres cardiaques et, d'autre part, une cause mécanique siégeant dans l'arbre aérien.

IV.

DE QUELQUES ACCIDENTS DE LA TRACHÉOTOMIE (1).

Les accidents qui surviennent, soit après la trachéotomie, soit dans le cours de cette opération, commandèrent toujours à des titres divers l'attention des praticiens.

Il serait banal autant que superflu de vouloir ici démontrer leur importance.

Leur développement, parfois insidieusement obscur, offre souvent la brutalité de l'imprévu.

Leur gravité, leur éclat, le calme et la présence d'esprit qu'ils exigent de la part de l'opérateur, fournirent au célèbre Trousseau l'occasion de paroles éloquentes.

Leur histoire, outre un intérêt de pure curiosité scientifique, renferme des enseignements précieux.

Faut-il s'étonner que la plupart des auteurs qui parlèrent de la trachéotomie n'aient pas manqué de payer à ses redoutables accidents le tribut de leurs réflexions ?

Prise dans son ensemble, sous ses aspects divers, dans ses minutieux détails, l'étude de ces accidents ne saurait trouver place que dans un volumineux travail. Nous avons dû nous proposer une tâche plus modeste :

Nous exposerons quelques observations inédites, et quelques-unes des particularités qu'elles présentent

(1) Nous n'envisagerons la question qu'au point de vue de la pathologie infantile,

seront pour nous l'occasion de développements que nous tâcherons autant que possible d'appuyer sur des faits démonstratifs.

---

§ I. — *Hémorrhagies.*

OBS. I. — Hôpital des Enfants-Malades, Sainte-Geneviève, n. 9. Ernestine Collignon, 5 ans.

Croup. — Trachéotomie. — Enlèvement définitif de la canule le troisième jour. Ulcération gangréneuse et hémorrhagie de la plaie. — Guérison.

Cette observation a été recueillie et nous a été communiquée très-obligeamment par M. Rendu ; nous la reproduisons textuellement.

Enfant maigre, d'apparence très-chétive, irritable. Huit jours auparavant elle a été prise d'angine couenneuse et depuis deux jours elle a des symptômes de croup. On l'amène dans un état grave qui nécessite l'opération d'urgence. Sifflement laryngé excessif, cyanose, tirage très-considérable, absence totale de murmure vésiculaire sans râles. L'enfant est très-abattue, elle a le pouls fréquent et petit. L'examen de la gorge montre de l'angine sans couennes évidentes. L'enfant n'a pas eu d'accès de suffocation, mais elle asphyxie, et à déjà un notable degré d'anesthésie.

L'opération est faite le 8 juin à sept heures et demie du soir : un peu d'hémorrhagie pendant l'opération.

9 juin. Le matin, on la trouve sans dyspnée : la nuit a été excellente : la fièvre traumatique est modérée : pouls 140. L'enfant n'a pas d'appétit, mais elle boit volontiers du vin.

Potion avec 4 gr. de chlorate de potasse ; café ; quinquina.

Le 10. L'enfant va remarquablement bien. La canule est enlevée. La plaie est belle, l'auscultation très-bonne. L'enfant reste sans canule pendant une demi-heure. Le reste de la journée se passe très-bien, elle joue et mange volontiers. L'expectoration qui a lieu par la canule est épaisse, mucoso-purulente, de bonne nature. Pas de rejet de fausses membranes.

Le 11. La canule est enlevée définitivement (on la remet encore le soir vers dix heures de peur d'accidents pendant la nuit) ; mêmes signes d'auscultation. La plaie est un peu grisâtre à sa partie supérieure et les bords en sont légèrement tuméfiés.

Dans l'après-midi, la malade a moins de gaieté ; son appétit est un peu capricieux.

Le 12. La plaie est grisâtre et d'assez mauvaise apparence; du reste peu douloureuse et sans gonflement du cou. L'état général reste excellent, sans la moindre dyspnée ni fièvre : l'appétit se maintient. — Touché la plaie avec du citron. Chlorate de potasse.

Le 13. Les bords de la plaie sont gonflés et rouges : une couenne grisâtre et adhérente en occupe le centre, qui s'est évidemment ulcéré sur une certaine étendue. L'expectoration reste mucoso-purulente, mais elle est unpeu grisâtre. Cependant il y a peu de fièvre et l'auscultation reste bonne.

Le 14. La nuit a été assez mauvaise. Ce matin, on trouve la plaie ulcérée sur une grande surface : il se fait un léger suintement hémorrhagique. Les bords de l'incision sont recouverts de couennes grisâtres et pultacées, on les cautérise directement avec le crayon de nitrate d'argent. — Lavages au citron et à l'alcool.

Pendant la journée, un peu de malaise. Le soir, même

apparence de la plaie, mais il y a moins de gonflement périphérique. La sensibilité de la plaie est très-peu marquée. L'expectoration continue à être mucoso-purulente, légère, sanguinolente.

Le 15. Même état: il y a un peu de fièvre, de la chaleur, un peu d'agitation. L'appétit cependant se maintient. La plaie donne lieu à un suintement hémorrhagique assez considérable, et elle s'est ulcérée encore davantage. On la lave encore avec de l'eau perchlorurée.

Le soir, il se fait une hémorrhagie en nappe considérable que l'on ne peut arrêter au moyen du perchlorure de fer et du nitrate d'argent. On est obligé de réintroduire la canule.

Le lendemain matin, on la trouve pâle, les yeux caves, le pouls petit, fréquent: le pronostic paraît grave.—Lotions perchlorurées. Potion avec 15 grammes d'eau-de-vie.

Le 17. Il ne s'est pas fait de nouvelle hémorrhagie. L'ulcération de la plaie n'a pas fait de progrès. L'enfant est toujours fébricitante et très-faible ; cependant elle conserve de l'appétit.

Potion avec 1 gramme de perchlorure de fer. Limonade vineuse sucrée avec du sirop de consoude. On lui laisse encore la canule.

Le soir elle va mieux. L'auscultation est bonne ; pas de suintement hémorrhagique.

Le 18. On lui enlève la canule que l'on trouve noircie, probablement par le perchlorure de fer. La plaie apparaît encore un peu blafarde mais du reste belle et bien détergée.

Les jours suivants, le mieux se prononce franchement: la plaie se nettoie de plus en plus ; l'enfant se lève ; elle a retrouvé son enjouement et son appétit ; le 21, des traces de cicatrisation se montrent sur les bords. Malgré un petit engorgement ganglionnaire, qui survient et menace de s'abcéder, le plaie se rétrécit rapidement les jours suivants, et le 27 juin, elle est presque complètement cicatrisée. La voix est revenue, il n'y a plus de complication à craindre.

L'enfant est reprise par ses parents.

— Dans cette observation, nous trouvons un remarquable exemple d'hémorrhagie secondaire sur lequel nous insisterons d'autant plus volontiers que les cas de ce genre sont loin de partager la fréquence et, nous dirions presque, la banalité des hémorrhagies immédiates ou primitives.

Celles-ci nous occuperont un instant.

La petite malade dont nous venons de faire connaître l'histoire en offre un exemple en soi peu digne d'intérêt; et si nous relevons le fait, c'est qu'il représente assez bien, dans son extrême simplicité, la très-grande majorité des cas.

Il est certain que ces hémorrhagies immédiates sont très-communes; toutefois, il faut se mettre en garde contre une équivoque. On pourrait dire en effet qu'il y a toujours hémorrhagie si l'on voulait, cliniquement parlant, gratifier de cette qualification tous les écoulements sanguins, plus ou moins abondants, qui se produisent invariablement sous le couteau de l'opérateur, dans une région très-vasculaire. Mais, ne faut-il pas distraire de la statistique ceux qui ne requièrent aucune intervention spéciale? Les autres, que nous rattacherions volontiers à la dénomination d'accidents hémorrhagiques primitifs, doivent seuls nous occuper.

Leur cause immédiate étant la section des vaisseaux, il est naturel de penser que le nombre et le calibre de ceux que l'on aura divisés commanderont l'intensité de l'hémorrhagie.

Celle-ci peut être plus particulièrement artérielle ou veineuse.

Artérielle, elle se présente sous forme de petits jets très-fins venant de la section du corps thyroïde et ne mérite alors véritablement aucun intérêt; lorsqu'elle est grave, elle dépend de la section d'une artère, anormale dans son développement ou dans sa distribution, ou d'une irrégularité du manuel opératoire.

Il est en notre connaissance un fait qu'on voudra bien nous permettre de relater sommairement.

Il s'agit d'une petite fille âgée de 5 ans qui venait de subir la trachéotomie. L'opération semblait avoir été faite régulièrement; la canule était convenablement placée. Néanmoins, du sang coulait en nappe; les moyens hémostatiques mis en usage furent impuissants. La mort survint dans la journée. L'autopsie montra que l'incision, trop élevée, portait sur un petit cercle artériel crico-thyroïdien, remarquablement développé.

L'hémorrhagie veineuse est la règle.

Obstacles à la respiration, disproportion entre la grosseur de la canule et les dimensions de la plaie, constriction insuffisante des liens qui maintiennent la canule exactement appliquée sur les bords de la plaie; grand affaiblissement du malade, hémophylie, telles sont les principales conditions qui favorisent le développement et la durée de l'accident hémorrhagique.

Ces notions de pathogénie méritent beaucoup d'intérêt; elles continuent les meilleurs indications thérapeutiques.

La présence de fausses membranes dans le larynx ou dans la trachée constitue pour l'acte respiratoire un obstacle menaçant, quelquefois absolu, qu'il faut enlever à tout prix quand l'opération ne suffit pas à y remédier complètement. Hussenot (1) rapporte à cet égard un fait très-curieux:

Desault faisait une trachéotomie; l'incision des parties molles donna lieu à une abondante hémorrhagie. On mit à contribution tous les moyens hémostatiques; l'écoulement sanguin continua. Il y avait tantôt deux heures qu'il durait, incoercible, quand la mort se produisit.

Personne aujourd'hui n'hésiterait dans un cas pareil, à largement ouvrir la trachée.

Il est d'observation vulgaire que des hémorrhagies notables, survenues au premier temps de l'opération, tarissent comme par enchantement dès que l'incision trachéale permet à l'air un libre accès.

Des obstacles situés plus bas peuvent échapper à tous les moyens d'action de l'opérateur. Témoin l'histoire de cet enfant dont parle Sanné (2) chez qui se produisit une hémorrhagie persistante et fatale sous l'influence de l'obstruction des voies aériennes par un bouchon pseudo-membraneux.

Il ne faut pas différer trop longtemps l'introduction de la canule qui, par son exacte application, devient un agent compresseur très-efficace. Millard eut à se re-

(1) Thèse de Paris, 1833.
(2) *Id.*, 1869.

pentir d'avoir négligé ce précepte. Il est également d'urgence d'approprier, autant que faire se peut, la grosseur du tube aux dimensions de la plaie. Maintes hémorrhagies, survenues à défaut de cette précaution, cédèrent aisément par la substitution d'une canule plus volumineuse.

Enfin, chez des enfants affaiblis ou qui présentaient une disposition particulière à des écoulements sanguins, plus souvent inquiétants par leur opiniâtreté que par leur abondance, l'alcool, un vin généreux paraissent avoir eu seuls de bons effets.

Les auteurs sont unanimes à considérer comme un fait assez rare la production d'hémorrhagies secondaires. Ces hémorrhagies pourraient être diversement catégorisées d'après leur nature, leur abondance ou leur pathogénie. Nous pensons qu'une classification mixte offre cliniquement les plus grands avantages.

Nous distinguerons un premier groupe comprenant des écoulements sanguins relativement assez communs et dont la valeur pronostique est généralement insignifiante. Dans une autre division nous rangerons les hémorrhagies qui sont véritablement inquiétantes par leur abondance ou par leur durée.

Les premières n'ont souvent pas de caractère, veineux ou artériel, bien accentué. Elles s'observent quand on ôte la canule pour la première fois ou lors des pansements consécutifs. Les manœuvres auxquelles on se livre pour extraire, mettre à nouveau le tube ou déterger la plaie, sont habituellement l'occasion de ces hémorrhagies auxquelles prédisposent étrangement la dyspnée, la toux, le mauvais état des bords de la section, lorsque sous l'influence de l'intoxication générale, les tissus n'ont qu'une faible tendance à la cicatrisation. Il importe de faire la part de chacune de ces causes. Quand l'hémorrhagie est essentiellement traumatique ou le résultat des succussions du larynx, elle cède spontanément et n'entraîne aucune prévision fâcheuse. Dans le cas contraire, le médecin réservera davantage son pronostic. L'écoulement sanguin peut devenir tenace, et dans tous les cas, il accuse un mauvais état général de l'économie.

Il est des hémorrhagies secondaires plus graves, qui constituent par elles-mêmes, un danger pressant.

Tantôt, émergeant d'une surface étendue, le sang coule en nappe ; tantôt il jaillit manifestement d'une veine ou d'une artère.

Issues de fongosités, les hémorrhagies en nappe n'ont point d'ordinaire un caractère inquiétant. Elles appellent au contraire et semblent défier toutes les ressources de l'art quand elles prennent origine d'un processus ulcératif. Il faut, dans ces cas-là, recourir à des moyens locaux énergiques et se rappeler qu'ils n'auront toute leur efficacité qu'à la condition d'être corroborés par une médication générale convenable.

Lorsqu'une veine, lésée pendant l'opération, se gonfle sous l'influence de la toux ou d'un accès dyspnéique, il arrive que soudain, le sang, dont la tension s'est accrue, brise l'obstacle insuffisant que lui opposait un caillot fibrineux ou une cicatrice imparfaite. Ainsi se développe un accident secondaire qui n'est à proprement parler que la répétition, plus ou moins retardée, d'une hémorrhagie primitive. Cette hémorrhagie veineuse reste sous la dépendance de sa cause immédiate et il importe de combattre la suffocation comme la toux en même temps que l'on tâchera d'établir méthodiquement l'hémostase.

Les hémorrhagies secondaires artérielles nous paraissent être infiniment rares. Nous devons l'observation suivante à l'obligeance de notre ami M. Curtis.

Obs. II. — Hémorrhagie du tronc brachio-céphalique.

L'introduction de la canule fut laborieuse et on ne parvint à la placer dans la trachée qu'après plusieurs tentatives qui eurent pour résultat de créer une fausse route dans le tissu cellulaire prétrachéal.

Cette fausse route devait avoir toute la longueur de la canule, car l'opérateur avait, à plusieurs reprises, enfoncé la canule jusqu'au pavillon et ne s'était aperçu de la méprise que parce que l'air ne sortait pas par la canule. Finalement, elle fut bien placée.

Les premiers jours, l'enfant allait bien et on crut à un succès complet; mais bientôt, dans la deuxième semaine après l'opération, elle commença à avoir des hémorrhagies répétées, peu abondantes et peu inquiétantes. — Puis, elle mourut dans la nuit, d'une hémorrhagie foudroyante.

A l'autopsie, je trouvai, au devant de la trachée, entre celle-ci et la couche musculaire, un décollement ayant la largeur de la trachée et s'étendant en bas jusqu'au point où le tronc brachio-céphalique croise obliquement la trachée.

En ce point, la cavité de la fusée communiquait avec l'intérieur du tronc brachio-céphalique par un orifice considérable, à bords irréguliers, ayant une longueur d'un centimètre et une largeur de 2 à 3 millimètres.

Il est permis de croire que dans ce cas, la canule avait fait une fausse route prétrachéale s'étendant depuis l'incision, jusqu'au tronc brachio-céphalique ; que le pus avait stagné dans cette sorte de poche en doigt de gant, de manière à perforer par ulcération la paroi du vaisseau.

Les hémorrhagies secondaires du tronc brachio-céphalique, après la trachéotomie, furent spécialement signalées par M. Axenfeld (1) qui dans une thèse magistralement écrite, en indique ainsi la possibilité : « Il peut arriver que le tronc brachio-céphalique, qui touche à l'angle inférieur de la plaie soit atteint par le tranchant sans que la paroi vasculaire ait été complètement traversée et que vingt jours après l'opéré succombe à une hémorrhagie foudroyante. Cet accident formidable est dû à ce que le tissu artériel, affaibli dans un point par l'inflammation, le ramollissement, cède et éclate tout à coup sous l'effort de l'ondée sanguine. »

Dans le fait que nous venons de citer, il s'agit d'un processus pathogénique différent. On peut se demander toutefois si le mode de production de cet accident n'a pas été complexe. Peut-être le contact de la collection purulente avec le tronc brachio-céphalique ne doit pas être seul mis en cause. En admettant que le tranchant du couteau n'ait pas entamé la paroi vasculaire, il est permis de supposer que le bec de la canule a pu contondre le vaisseau. Cette hypothèse serait d'accord avec ce que l'on sait de l'action peu énergique du pus sur les artères. Quoi qu'il en soit, cette observation

(1) *Accidents de la trachéotomie*. Thèse de Paris, 1853.

mérite, à des points de vue différents, le plus vif intérêt. On voit quelle réserve il faut porter dans son pronostic, lorsque, sans cause manifeste, il se produit, à plusieurs reprises, des hémorrhagies même d'un caractère insignifiant en apparence.

§. II. — *Emphysème.*

Obs. III. — Hôpital des Enfants-Malades. Salle Saint-Louis, n° 4.
Guillaume Meid, 19 mois.

Croup. — Trachéotomie difficile. — Emphysème au moment de l'opération. — Mort vingt heures après. — Autopsie.

Incision trop longue de la trachée. — Obs. faite par M. Rendu.
Reproduction textuelle.

Enfant très-vigoureux : cou gras et court. Pris d'accidents laryngés graves depuis l'avant-veille au soir ; deux ou trois jours avant, on avait déjà constaté l'existence d'une angine couenneuse confirmée.

A son entrée (19 mai), il se présente avec un commencement de tirage encore modéré. La voix est éteinte, la toux encore légèrement striduleuse. A l'auscultation il y a peu de râles, et on entend encore faiblement le murmure vésiculaire. Néanmoins, en raison de la force de l'enfant et de l'existence bien avérée de fausses membranes pharyngiennes, on se décide à l'opérer de bonne heure avant qu'il s'asphyxie par un tirage prolongé.

L'opération a lieu à 4 heures 1/2 du soir. L'incision des parties molles se fait régulièrement, bien qu'il y ait des pelotons adipeux qui fassent hernie. Peu de sang jusqu'à la trachée. Au moment où l'on va ponctionner cette dernière, l'enfant fait un mouvement d'inspiration qui dérange le bistouri. La ponction est reprise dans un deuxième temps et se fait du reste régulièrement. Mais la trachée étant très-petite et surtout très-molle, lorsqu'on veut introduire le dilatateur, une des branches seulement pénètre dans la boutonnière trachéale d'où résulte pour l'enfant une respiration insuffisante et la production en quelques secondes d'emphysème autour de la plaie, ce qui rend l'exploration fort difficile. Le dilatateur introduit une deuxième fois pénètre bien dans la trachée, mais la canule, trop courte grâce à l'emphysème, vient butter contre le canal sans y pénétrer. Nouvel essai d'introduction avec une canule plus volumineuse qui se trouve encore trop courte, car l'enfant, bien que respirant en partie par sa plaie, pousse encore quelques plaintes, ce qui prouve que la canule n'est pas encore dans la trachée. Afin d'éviter l'asphyxie, on introduit une sonde de gomme élastique dans la boutonnière trachéale, et sur ce tube conducteur, on fait glisser une nouvelle canule d'argent : elle se trouve encore trop courte. A la fin cependant on rencontre une canule plus longue que les autres qui finit par entrer. Mais dans ces manœuvres, on a agrandi l'incision primitive, pensant qu'elle était insuffisante. Pendant l'opération, l'enfant à rejeté deux fausses membranes. Elle a duré près d'une demi-heure. L'emphysème pendant ce temps a fait beaucoup de progrès ; il a envahi tout le cou, le devant de la poitrine et les parties latérales de la face jusqu'aux tempes. Même après l'introduction de la canule dans la trachée, il passe encore un peu d'air entre la canule et la plaie.

Malgré la longueur et la difficulté de l'opération, l'enfant n'est pas trop abattu : il s'endort immédiatement après sans trop de dyspnée (40 à 45). Le pouls est petit et fréquent (130). La réaction se fait vite et bien ; on la soutient avec une potion alcoolisée.

La nuit se passe bien jusqu'à trois heures du matin ; quelques quintes de toux, sommeil assez paisible. Mais le matin, on trouve l'enfant avec une dyspnée excessive ; l'emphysème est étendu jusqu'au delà des oreilles et des tempes, et recouvre toute la calotte crânienne. L'air s'est infiltré dans le dos jusqu'à la région lombaire, en avant jusqu'au ventre. Le cou est tendu et gonflé (R. 72, P. 200). Râle trachéal.

Les bords de la plaie sont déjà complètement recouverts d'une *épaisse couenne diphthéritique*, ce qui prouve que l'emphysème n'est qu'un élément accessoire dans la gravité de l'état général.

La mort survient à deux heures de l'après-midi.

A l'autopsie, on trouve les cellules du médiastin remplies de grosses bulles d'air et les poumons refoulés en partie dans les gouttières vertébrables ; il y avait de l'atélectasie pulmonaire, pas de broncho-pneumonie évidente.

La plaie de la trachée était bien sur la ligne médiane et n'intéressait que la paroi antérieure ; elle était trop grande de près d'un centimètre ce qui tenait à ce qu'on l'avait rallongée pendant l'opération pour faciliter l'entrée de la canule. Ceci avait contribué à augmenter l'emphysème.

Les bronches étaient uniformément injectées jusqu'à leurs dernières ramifications, sans fausses membranes.

Quelques fausses membranes molles et pultacées sur la trachée et le larynx, peu prononcées. Dans les petites bronches on trouvait de la sanie purulente. Le larynx était fortement injecté, mais sans fausses membranes ainsi que le voile du palais. Les autres viscères sains.

(Il eût mieux valu ne pas opérer.)

Obs. IV. — Hôpital des Enfants-Malades. Salle Sainte-Geneviève, n° 22.
Jeanne Hélio, 22 mois.

Croup. — Trachéotomie. — Emphysème consécutif. — Mort. — (Nous devons, l'extrême obligeance de M. Rendu cette observation que nous reproduisons textuellement.

Croup de deux jours; amenée à deux heures et demie du matin, le 1er novembre, *in extremis*. Tirage excessif, respiration vésiculaire molle, fièvre très-forte, cyanose, adénite considérable. La trachéotomie est pratiquée d'urgence. Opération difficile. Cou court et gras, trachée très-profonde, difficile à sentir. Après la ponction, introduction assez facile du dilatateur, mais la canule trop courte sort de l'ouverture trachéale et il faut la remplacer par une plus longue, d'un diamètre supérieur, et débrider la trachée de nouveau dans le fond de la plaie. L'opération dure en tout trois quarts d'heure. Cependant l'enfant éprouve un notable soulagement et il ne se produit pas d'emphysème au moment de l'opération.

Le lendemain matin, peu de dyspnée et aspect tranquille, mais la chaleur est excessive et le pouls très-fréquent (180). L'enfant a rejeté des fausses membranes. Peu de râles.

Soir. Pouls excessif (200), abattement et somnolence, bien que la respiration soit assez tranquille. Etat général grave.

3 novembre. Dyspnée excessive, tirage; *emphysème* du cou très-prononcé bien que la canule soit bien dans la trachée. La plaie est complètement diphthérisée et les bronches sont évidemment envahies. (Murmure vésiculaire nul.) Mort le soir.

Opposition à l'autopsie.

—Ces deux observations sont véritablement très-curieuses, bien qu'elles ne présentent rien d'absolument nouveau. Les faits y parlent un langage assez clair pour qu'il soit inutile de les commenter longuement.

Dans le premier cas, il est signalé qu'au moment où l'on va ponctionner la trachée, l'enfant fait un mouvement d'inspiration qui dérange le bistouri. Nous rappellerons à ce propos les paroles d'un maître fort estimé (1) :

« Un aide doit immobiliser les épaules du malade.

« L'immobilisation de la tête dans une direction invariable et celle des épaules, constituent l'un des préliminaires les plus importants de l'acte opératoire, et si je m'arrête aussi longtemps sur ce point, ce n'est point par amour des minuties, mais c'est parce que le succès de la trachéotomie dépend grandement de la manière dont les aides s'acquittent de leurs fonctions. »

L'opérateur peut agir ainsi dans un triangle absolument fixe.

Le pouce et le médius de la main gauche embrassent la trachée sans la comprimer ; ils s'appliquent simplement de chaque côté, pèsent perpendiculairement sur les tissus et doivent garder cette position. L'index est libre et remplit son rôle d'explorateur ; lorsque les parties molles sont complètement incisées, il accroche pour ainsi dire le rebord saillant formé par le cartilage cricoïde. Ces dispositions prises, il nous paraît impossible que le temps de l'incision trachéale ne soit pas communément d'une extrême simplicité. Tant que ces détails élémentaires ne seront pas négligés, rarement

(1) Giraldès, Leçons cliniques sur les maladies chirurgicales des enfants, Paris, 1869.

on pratiquera de ces incisions irrégulières, faites souvent à plusieurs reprises, qui jouent un rôle important dans la production de l'emphysème ; plus rarement on portera quelque coup de bistouri dans le tissu cellulaire à côté de la trachée. Celle-ci quelquefois est petite et profonde. C'est le cas habituel chez les très-jeunes enfants, et nous trouvons cette disposition dans les deux faits qui précèdent. Nous savons bien que les règles opératoires, qui semblent à la fois simples et d'une exactitude minutieuse, deviennent alors d'une application plus difficile ; à plus forte raison faut-il ne pas les oublier un instant.

Tout le monde sait que l'emphysème prend quelquefois rapidement des proportions considérables et peut même constituer un obstacle sérieux à l'introduction de la canule. C'est ce qui est arrivé dans le cas particulier qui nous occupe.

Millard rapporte un fait analogue des plus curieux : Tel était le gonflement du cou, que l'on essaya sans succès toute sorte de canules et de sondes. Le dilatateur lui-même devint trop court et c'est avec une longue pince à fausses membranes qu'il fallut se décider à maintenir la plaie béante pendant plusieurs heures de suite, jusqu'à ce qu'enfin on eût pu introduire une canule simple d'une longueur extraordinaire, tirée de la collection d'antiquités de M. Charrière.

Nous ne chercherons point à faire ici l'histoire de l'emphysème. Sa pathogénie, les symptômes et les difficultés qu'il provoque ont été signalées par les auteurs (1). De soi, cet accident n'entraîne pas un pro-

(1) Sanné. *Thèse de Paris*, 1869 ; Millard, *id.* 1858 ; J. Simon, *article Croup* in *Nouveau dictionnaire de médecine et de chirurgie pratiques ;* Giraldès *loc. cit.*

nostic bien fâcheux. On comprend toutefois qu'il jette un terrible appoint dans la balance du côté des chances contraires, quand il se développe assez pour s'opposer à l'introduction de la canule ou pour que les poumons soient refoulés dans les gouttières vertébrales, ainsi qu'il est noté dans la première observation.

§ III. — *Syncope.*

Obs. V. — Salle Sainte-Geneviève, n° 22. Gabrielle Snolet, 5 ans. Croup. — Trachéotomie. — Mort par syncope pendant l'opération. (Recueillie par M. Rendu. Reproduction textuelle.)

Cette enfant est amenée le 11 février. Angine depuis trois jours : toux croupale, gêne croissante de la respiration. Jusqu'ici, elle n'a pas eu d'accès d'étouffement; pas de cyanose; la toux est aboyante et retentissante au point qu'on peut se demander si l'on a affaire à un vrai croup. Peu de tirage. La respiration est bien plus costale que diaphragmatique, elle est courte et assez anxieuse. A l'auscultation, il entre un peu d'air dans la poitrine, mais en faible quantité; quelques râles disséminés. Le cas paraît fort simple.

A six heures du soir, l'enfant est pris d'un étouffement suivi d'un second à huit heures. L'opération est faite d'urgence. L'enfant asphyxie beaucoup. A la première incision, il s'échappe beaucoup de sang : au moment où l'on ouvre la trachée, l'enfant cesse de respirer; l'introduction de la canule et les révulsifs cutanés, l'insufflation ne la raniment pas.

Autopsie le surlendemain matin.

L'incision cutanée ne porte pas exactement sur la ligne médiane. Elle est un peu en dehors et à gauche. Ceci a sans contredit gêné l'opération. Une notable quantité de sang est épanchée dans le tissu cellulaire prétrachéal ; cependant il n'y a pas de gros vaisseaux intéressés. L'ouverture de la trachée est un peu oblique de haut en bas et de gauche à droite, plus rapprochée du côté droit : elle n'est pas absolument nette.

La trachée et le larynx ouverts montrent des fausses membranes épaisses tapissant le larynx et s'arrêtant exactement au point où est faite l'incision. Au-dessous, la trachée n'est point congestionnée ni tapissée d'exsudats. La rougeur commence par plaques au niveau de la bifurcation des grosses bronches. Elle se continue jusqu'aux ramifications du dernier calibre. Le tissu pulmonaire est congestionné par places, mais il n'y a pas de pneumonie lobulaire même disséminée. Emphysème lobulaire et interlobulaire assez prononcé.

Nulle part dans l'intérieur des bronches on ne trouve de caillots de sang : on ne peut donc admettre que l'enfant a succombé par pénétration du sang dans les voies aériennes. Il faut évidemment en revenir à l'idée d'une syncope.

— On sait que la trachée n'est pas un conduit inerte et qu'elle est avec le bulbe, au point de vue fonctionnel, dans une étroite liaison par l'intermédiaire des nerfs pneumogastriques.

A l'aide de ces notions physiologiques, il est possible de s'expliquer autrement que par l'intoxication carbonique la production de la mort pendant la trachéotomie. C'est du moins ce qui résulterait des recherches faites par M. Leven (1) sur les fonctions de la trachée dans l'acte respiratoire.

L'incision de la trachée provoquerait une syncope par irritation du bulbe.

(1) *Archives de physiologie*, 3, 1870.

Il est naturel de comparer ces cas de mort subite à ceux qui ont été observés dans certaines fractures du larynx. Mais l'analogie ne saurait être complète. Dans les cas de trachéotomie, l'asphyxie est plus ou moins imminente et il paraît plus rationnel d'admettre que l'inertie bulbaire est généralement la cause de la syncope.

Mais, nous devons le dire, il nous semble que l'asphyxie, qui dans les deux hypothèses précédentes est réduite à un rôle secondaire, doit ordinairement avoir la plus grande part dans la production de la mort. La trachéotomie, surtout quand elle est faite lentement, vient augmenter l'obstacle qui s'oppose à la respiration ; il n'y a pas à proprement parler mort subite mais agonie précipitée par les manœuvres opératoires.

§ IV. — *Gangrène du poumon.*

Obs. VI. — Gangrène du poumon coïncidant avec la gangrène de la plaie.

Eugénie Caron, âgé de 4 ans, entrait à l'hôpital des Enfants-Malades, salle Sainte-Geneviève, n° 9, le 5 décembre 1872.

A peine guérie d'une rougeole, cette enfant avait présenté des accidents laryngés avec dyspnée, tirage, imminence de suffocation.

La trachéotomie, qui fut pratiquée le soir même, n'amena point de soulagement notable bien qu'elle permît l'expulsion de plusieurs débris pseudo-membraneux. A l'auscultation, l'on percevait, des deux côtés du thorax, des râles muqueux disséminés.

L'état général devint de plus en plus grave et la fièvre plus intense. Il se produisit de la suffocation, des râles trachéaux et de la diarrhée. Le pouls était filiforme et d'une fréquence extrême. La mort survint le 8 décembre dans l'après-midi.

A l'autopsie, les deux poumons présentèrent à leur base de la pneumonie lobulaire gangréneuse. La plaie trachéale était grisâtre, gangrénée, avec décollement des interstices musculaires et infiltration de pus jusque dans le médiastin. Les ganglions bronchiques étaient volumineux, quelques-uns remarquablement hypertrophiés, infiltrés de pus.

— La plaie du cou subit parfois, après la trachéotomie, des modifications remarquables.

Il n'est pas rare d'observer un processus diphthéritique se traduisant par la production de fausses membranes fibrineuses qui recouvrent la surface de la section.

Il peut même exister une sorte de pourriture d'hôpital caractérisée par une destruction rapide des bourgeons charnus de la plaie. Mais il n'y a pas là véritablement l'odeur gangréneuse.

Il existe une troisième lésion qui est la gangrène de la plaie proprement dite.

Ici nous trouvons une odeur qui se répand dans la salle où est couché le malade. Comme dans le cas précédent, nous voyons une destruction des bourgeons charnus. Il y a une sorte d'œdème plutôt que la sécheresse autour de la plaie, ce qui est encore un caractère distinctif d'avec la pourriture d'hôpital. Ces lésions s'étendent à la trachée, détruisent le tissu intercartilagineux, mettent à nu une partie de ses cartilages qui apparaissent comme autant de dents au fond de la plaie. Il s'écoule de ce foyer une matière sanieuse composée de leucocytes atrophiés, de granulations graisseuses et pigmentaires, entraînant avec elles quelques débris de fibrine et de cellules épithéliales.

Dans les deux premiers cas, on peut voir survenir une lésion phlegmasique du poumon, mais elle n'a pas un caractère gangréneux. Dans le troisième cas, au contraire, on voit se manifester quelquefois une pneumonie lobulaire qui se termine rapidement par gangrène. On trouve au milieu du lobule enflammé une matière sanieuse renfermant des leucocytes déformés, des hématies altérées, des granulations pigmentaires et graisseuses, sorte de kyste gangréneux entouré par une mince lame de tissu phlegmasié. Sur certains points même, on peut retrouver cette matière sanieuse à odeur caractéristique dans quelques bronchioles. Ces noyaux sont variables de nombre et peuvent siéger dans différents points du poumon, mais surtout dans les lobes moyens et inférieurs.

Ces altérations peuvent être soupçonnées lorsqu'il existe un état vraiment gangréneux de la plaie trachéale, ayant une durée de plusieurs jours, s'accompagnant d'une température élevée et de râles sous-crépitants disséminés à l'intérieur du poumon.

Ces signes n'entraînent point la certitude, mais ils doivent indiquer à l'esprit la possibilité d'une pareille lésion.

Si l'on cherche à expliquer mécaniquement, pour ainsi dire, la phlegmasie pulmonaire, plusieurs raisons surgissent en faveur de l'hypothèse suivante : des débris gangréneux de la plaie passent dans la trachée et, de là, dans les bronches pour venir irriter le tissu pulmonaire et y produire une phlegmasie spéciale.

Première preuve : ces lésions pulmonaires sont consécutives à la grangrène de la plaie ; elles surviennent particulièrement dans les cas où il y a coïncidence. Dans les autres cas, elles sont excessivement rares.

Deuxième preuve : Expérimentalement, lorsqu'on injecte des matières putrides dans les ramifications bronchiques, on peut y développer des phlegmasies gangréneuses.

Il est une autre hypothèse qu'on peut également émettre :

La gangrène survient sous l'influence d'un état général, et l'on peut admettre au nombre des causes déterminantes ou occasionnelles la débilité de l'enfant, antérieure à la maladie, à laquelle s'ajoute l'action dépressive de l'affection morbide. Ce serait donc sous cette double influence que surviendraient et la gangrène de la plaie et la gangrène du poumon.

Evidemment ces deux manières d'envisager ces gangrènes peuvent être admises à l'exclusion l'une de l'autre. Peut-être même pourrait-on soutenir une opinion mixte. Celle-ci consisterait à regarder comme cause prédisposante énergique un état général en vertu duquel se serait produite la gangrène du larynx qui, consécutivement, aurait donné naissance à la gangrène pulmonaire.

Quoi qu'il en soit de ces diverses manières de voir, le fait clinique reste, et au point de vue thérapeutique, il serait peut-être préférable d'adopter la troisième hypothèse. En effet, l'on devrait administrer des médicaments qui s'adressent à l'état général sans oublier l'état local, c'est-à-dire la gangrène cervicale. En adoptant cette thérapeutique, on serait en parfait accord avec la théorie.

Ces faits de coïncidence sont encore rares dans la science, et malgré des recherches multipliés, nous n'avons pu en trouver d'exemple.

Ces accidents sont graves; la clinique l'indique. Il est possible d'ailleurs d'expliquer cette gravité par une sorte de septicémie (bien que dans ces derniers temps on ait employé ce mot dans des sens bien divers), mais nous voulons dire ici que des produits putrides peuvent pénétrer dans le torrent circulatoire et infecter ainsi l'enfant. Il se peut même que la lésion soit au début purement locale et se généralise ensuite par la voie circulatoire lymphatique ou sanguine. De telle sorte que, nous ne saurions trop y insister, la thérapeutique de la lésion locale doit être unie à la thérapeutique de l'état général.

V.

EXAMEN DES URINES DANS LE CROUP.

§ I. — *Examen des urines dans le croup.*

Nous dirons seulement quelques mots de l'albuminurie. Elle peut ne pas exister. Elle se présente tantôt dans des cas graves, tantôt dans des cas relativement bénins qui se terminent par la guérison. Elle peut survenir à toutes les périodes, à la période d'état, vers la fin de la maladie, quelquefois même pendant la convalescence. Nous l'avons rencontrée plusieurs foispres que au début, alors même que l'asphyxie n'était pas accusée.

Ainsi, nous partageons volontiers l'avis de M. G. Sée (1), qui nie l'influence de l'asphyxie dans la production de l'albumine.

On sait que d'après M. le professeur Gubler (2), elle serait due à un mouvement exagéré de dénutrition. Cet auteur l'appelle « albuminurie consomptive. »

Quoi qu'il en soit, cette albuminurie est l'indice d'une néphrite catarrhale qu'il est aisé de constater à l'autopsie. L'épithélium des tubes reinaux est granuleux, opaque ; beaucoup de ces granulations disparaissent par l'acide acétique ; mais il en reste toujours un assez grand nombre qui sont manifestement graisseuses.

L'intensité de l'albuminurie est variable ; tantôton

(1) *Bulletins de la Société méd. des hôpit.*, t. IV.
(2) *Par alysie amyatrophique consécut. aux malad. aig.* (*Gaz. méd.*, 1861)

observe un précipité très-abondant, floconneux ; tantôt il n'existe qu'une légère teinte opalescente. Comme on donne souvent aujourd'hui du copahu, de la térébenthine, il est important de distinguer les précipités dus à ces substances ; or, on sait qu'ils disparaissent aussitôt quand on ajoute un peu d'alcool. On peut même les soumettre à l'examen microscopique et, dans les cas d'albuminurie l'on verra qu'ils sont granuleux, disposés par lamelles, par plaques, et nullement cristallins. Le plus ordinairement il suffit de faire usage de la chaleur et de l'acide azotique, pour chacun des cas ; si l'on obtient un précipité par l'un ou l'autre, on doit le contrôler par celui de ces agents non employé.

La présence de l'albumine n'a pas une bien grande valeur, ni au point de vue du diagnostic, ni au point de vue du pronostic, ainsi que certains auteurs se l'étaient imaginé : Lewin (1), Barbosa (2), Bergeron, Mangin (3).

§ II. — *Quantité d'urine excrétée dans les vingt-quatre heures.*

Dans les cas de croup simple, la règle est qu'après la trachéotomie, il y a une légère polyurie. L'enfant de 6 ans environ excrète de 1,000 à 1,100 grammes d'urine. Ceci persiste un jour ou deux.

(1) *Deutsche Klinick : Wiedach, Kohnemann, Volaqurt Reschenmeister ; Ebert Veit*, 1662 ; *Muller*, 1863.

(2) *Estados sobre ogarrosilho on crup*. Lisbonne, 1861 ; in *Union méd.*, 1862.

(3) *Monit. des Hôpit.* 1858.

On comprend qu'il y a là des variations de quantité inhérentes à l'âge de l'enfant. Nous ne voulons pas insister sur les quantités relatives que rendront des enfants de différents âges. Nous prendrons pour type les enfants de 6 à 10 ans environ, qui excrètent normalement de 800 à 1,000 grammes d'urine. Cette moyenne est un peu faible pour quelques enfants ; pour d'autres, elle représente un maximum.

Quelle que puisse être la terminaison de la maladie, dans cette troisième période, l'urine, un instant augmentée, va diminuer de quantité. L'enfant de 6 ans qui avait rendu jusqu'à 1,100 grammes d'urine pendant un jour ou deux, n'en rend plus que 600 à 650 grammes. Cela coïncide avec une élévation de la température et est ainsi très-régulier.

Cette diminution, même dans les cas qui doivent guérir, peut être assez grande et la quantité d'urine se réduire de 300 grammes.

Dans les cas où la guérison se produit, le chiffre se relève graduellement et même pendant les quelques premiers jours de la convalescence, l'urine est excrétée en assez grande abondance.

Si l'issue doit être fatale, nous voyons ce chiffre baisser progressivement, arriver à 300, 200 grammes et, dans les vingt-quatre heures qui précèdent la mort, il peut se faire que la quantité d'urine n'atteigne que 15 à 20 grammes. Parfois même, c'est à peine si on trouve quelques gouttes de liquide dans la vessie et cela, quand l'enfant n'a pas uriné depuis 12 à 15 heures.

Voilà donc une échelle qui peut avoir sa valeur au point de vue du pronostic.

Dans la première période de la maladie, l'urine va diminuant jusqu'à 300 grammes environ. Pendant la période asphyxique elle diminue parfois davantage. On voit donc d'une manière générale que la courbe de la quantité d'urine suit assez bien la courbe de la température.

§ III. — *Densité de l'urine.*

Nous prendrons pour type l'enfant de 6 ans environ (1).

Dans les premiers jours, la densité de l'urine est augmentée ; elle atteint 1,016 ; 1,018 ; quelquefois 1,022.

Pendant la période asphyxique, la densité est encore notablement augmentée ; elle est environ 1,025.

A la troisième période, après l'opération, pendant vingt-quatre à quarante-huit heures, la densité se chiffre : 1,009 à 1,012 ; mais bientôt elle augmente : 1,017 ; 1,025.

Souvent la densité dépasse ce chiffre.

Si l'enfant guérit, il est rare qu'elle dépasse 1,030. Elle oscille entre 1,026 et 1,028.

Si la maladie marche vers une issue fatale, la densité de l'urine augmente et dépasse 1,030. Elle atteint 1,034 ; 1,036 et même 1,038. Plus ordinairement elle oscille vers 1,033.

Ainsi donc, au point de vue du pronostic, lorsqu'on voit la quantité d'urine diminuer, la densité augmenter progressivement, atteindre 1,034 ; 1,035 ; si surtout elle dépasse ce chiffre, tenons pour certain que la maladie s'aggrave et que le pronostic doit être fort réservé.

(1) A cet âge, la densité normale est 1,010 environ.

On voit que la courbe de la densité dans le cas particulier où la maladie s'aggrave, suit d'une manière générale une marche parallèle à celle de la température. Elle est ascendante comme elle, mais dans ce cas particulier seulement.

La signification de la densité chez l'enfant est peut-être encore plus grande que chez l'adulte.

Si l'enfant guérit, la densité de l'urine diminue progressivement jusqu'à la guérison. Il n'est pas rare de la voir augmenter un peu : 1,015 à 1,020 dans les deux ou trois premiers jours où s'établit la convalescence.

§ IV. — *Quantité d'urée excrétée dans les vingt-quatre heures.*

La méthode qui a servi à doser l'urée est celle de Liebig.

L'urine des enfants mis en observation a été recueillie pendant vingt-quatre heures, ce qui est indispensable.

Nous ne rappellerons point en détail l'exposé de la méthode, parfaitement décrite dans la thèse de notre ami, M. le Dr Quinquaud (1), nous nous bornerons à résumer les chiffres obtenus.

Il peut se présenter différents cas :

Ou bien l'urée a été évaluée avant l'opération, ou après.

Nous n'avons pu recueillir l'urine dans le premier cas.

Après l'opération, il peut se présenter encore différentes alternatives.

(1) Essai sur le puerpérisme infectieux. Paris, 1872, p 14.

S'il survient après la trachéotomie une sorte de détente, une diurèse comme nous l'avons observé chez plusieurs enfants, il se produit parallèlement à l'augmentation de la quantité d'urine qui est alors excrétée plus abondamment qu'à l'état normal, un accroissement analogue des proportions de l'urée.

Il sagit ici d'enfants âgés de 4 ans et demi à 6 ans. Nous avons vu chez eux la quantité d'urée s'élever à 15 et 18 grammes en vingt-quatre heures ; c'est beaucoup pour ces enfants qui, dans l'état normal, n'éliminent guère plus de 10 grammes d'urée en vingt-quatre heures. Ces chiffres sont considérables, surtout si l'on considère que l'alimentation est très-irrégulière et insuffisante.

Après cette première augmentation d'urée, survient presque toujours une diminution relative.

Pendant la durée de la fièvre, la quantité d'urée ne dépasse guère 14 à 16 gr. en vingt-quatre heures.

Si la maladie doit se terminer par la mort, l'urée va diminuant peu à peu de quantité ; il en est de même pour les chlorures :

Le chiffre de l'urée excrétée dans les vingt-quatre heures descend successivement à 4, 3 et 1 gramme, et l'on peut contrôler ainsi la marche de l'affection par le dosage de l'urée excrétée. C'est donc un signe qui peut avoir une grande importance au point de vue du pronostic ; il permet de présager l'issue de la maladie.

Voici un exemple :

Au n° 22 de la salle Sainte-Geneviève, hôpital des Enfants-Malades, service de M. Roger, entrait le 19 décembre 1872, la nommée Marie Jacquet. âgée de 6 ans, atteinte d'un croup *classique*; elle fut opérée le même jour.

Immédiatement avant l'opération, à cinq heures du soir, la température ax. est de 37°,5; à onze heures du soir elle est de 38°.

L'urine, du 19 au 20, est de 1,000 gr.; la densité est de 1,011. La chaleur et l'acide nitrique y font découvrir de l'albumine. L'urée s'élève à 17 gr.; le chlore à 3 gr. 50.

Le 20. Matin, T. 38,2; soir, 38,7. Quantité d'urine, 950 gr., densité, 1,009; l'albumine persiste; urée 13 gr., chlore 2 gr.

Le 21. Matin, T. 39,2; soir, 39,4; quantité d'urine 620 gr.; densité 1,020; albumine persiste; urée 12. gr; chlore 1 gr. 50.

Le 22. Matin, T. 39,2; soir, 39; léger phlegmon autour de la plaie; quantité d'urine, 400 gr.; densité, 1,023; peu d'albumine; urée 8 gr.; chlore 1 gr.

Le 23. Matin, T. 38,6; soir, 39,1. Quantité d'urine, 200 gr.; urée 4 gr.; chlore 0 gr. 50.

Le 24. Matin, T. 38,7.

La mort survient le 27 décembre.

Comme on le voit, dans cette observation, la quantité d'urine va en diminuant à mesure qu'on approche du terme fatal et la densité augmente. L'urée et le chlore diminuent, tandis que la température ne nous fournit aucune indication pronostique.

Mais il est d'autres manières d'être de la courbe tracée par les quantités relatives de l'urée. Il arrive en en effet assez souvent que la quantité d'urée après l'opération est à peu près normale, variant de 9 à 12 gr.; puis, les jours suivants, elle augmente et atteint peu à peu le chiffre de 14 et 15 gr. en vingt-quatre heures.

Si la terminaison doit être favorable, la proportion d'urée diminue ensuite graduellement et suit les variations de la température. Mais au moment de la convalescence, quand la fièvre tombe et que l'enfant commence à se réparer, il y a plutôt une augmentation de l'urée. Le chiffre alors obtenu peut égaler celui qu'on observe pendant la fièvre intense. Ce fait de l'augmentation de l'urée lors de la convalescence, mis pour la première fois en lumière par M. Quinquaud (1), avait échappé aux auteurs qui se sont occupés d'analyses d'urine.

Quand l'issue doit être fatale, la quantité d'urée, un instant augmentée, va diminuer progressivement comme dans le cas qui précède et l'on observera coïncidemment que la quantité d'urine diminue, tandis que la densité s'élève.

Exceptionnellement toutefois, on peut voir la quantité d'urine augmenter dans des cas de terminaison fatale. Ce fait a lieu chez des enfants qui boivent beaucoup pour étancher une soif ardente. Alors, la proportion d'urée ne devient pas aussi faible et se chiffre par 6 et 8 grammes.

En voici un exemple :

Adrien Podechard, âgé de 5 ans et demi, est entré à l'hôpital des Enfants, le 22 décembre 1872, présentant les signes ordinaires du croup : tirage, voix éteinte, toux croupale, angine diphthérique, T. A. 38,4. il est opéré le jour même.

Le 22 décembre. Matin, T. A. immédiatement avant l'opération 38,4 ; soir, 39,4. Quantité d'urine du 22 au

(1) *Loc. cit.*

23, 850 gr., densité 1,014; urée 13 gr.; chlore 2 gr. 86.

Le 23. Matin, T. 39,6; soir, 39,9; quantité d'urine 800 gr.; densité 1,015; urée 15,50; chlore 2,20.

Le 24. Matin, T. 38,7; soir, 39,3; quantité d'urine 1200 gr.; densité 1,012; urée 10 gr.; chlore 1,50.

Le 25. Matin, T. 40,1; soir, 38,8; quantité d'urine, 1300 gr.; densité 1,010; urée 2 gr; chlore 1 gr.

Mort le 30 décembre.

§ V. — *Quantité de chlore.*

Nous avons mesuré la quantité de chlore et non de chlorures. A l'aide d'un simple calcul basé sur les équivalents, on peut arriver à déduire le chiffre de cet ordre de sels qui consistent presque exclusivement en chlorure de sodium.

Comme nous avons pu le voir précédemment, la quantité de chlore excrétée chez les individus atteints du croup varie singulièrement suivant les cas.

Chez certains enfants qui ont, ainsi que nous l'avons pu constater, une légère polyurie après l'opération, il y a une augmentation du chlore. On peut en trouver 3, 4 et 5 grammes. Les jours suivants, si la terminaison doit être heureuse, le chiffre s'élève peu à peu. Au moment de la convalescence, il augmente pendant un jour ou deux, puis revient à l'état normal. Il semble parfois que cet accroissement du chlore au moment de la convalescence puisse être rapporté en partie à l'alimentation qui devient plus abondante, mais il s'établit dans des cas où les enfants ne s'alimentent pas mieux que pendant la période d'état de la maladie.

L'augmentation de l'urée pourrait aussi s'expliquer,

jusqu'à un certain point par les modifications du régime alimentaire.

Si la terminaison doit être fatale, le chlore va plutôt en diminuant, et en cela, il présente la même courbe que l'urée.

Ainsi, chez un enfant atteint de croup, nous notons que la quantité de chlore excrétée en vingt-quatre heures dans les trois derniers jours qui ont précédé la mort, ne s'est pas élevée au delà de 0 gr. 30 c.; et cependant, l'enfant buvait et urinait beaucoup.

Nous nous résumerons en disant que l'analyse du chlore et de l'urée dans les cas de croup, peut rendre des services au point de vue du pronostic, mais que les recherches doivent être soigneusement répétées en tenant compte du mode d'alimentation. C'est là, de fait, une des plus grandes difficultés qui viennent compliquer l'appréciation des chiffres obtenus. Nous ne donnons qu'à titre d'essai les résultats qui ressortent pour nous de l'observation d'une dizaine d'enfants dont nous avons pu recueillir les urines après la trachéotomie.

Nous ne prétendons point fournir des chiffres absolus et qui doivent guider dans la clinique et dans la thérapeutique. Mais, à mesure qu'on multipliera les expériences, les petites erreurs s'effaceront devant le grand nombre des faits et l'on arrivera à des données exactes sur les phénomènes de dénutrition dans le croup.

Il faudra surtout doser tous les éléments de l'urine, matières extractives, urée, phosphates, chlorures, les mettre en parallèle et les comparer chez des groupes d'enfants de même âge et surtout de même poids, ce qui jusqu'à présent n'a pas été fait d'une façon rigoureuse.

VI.

De la température dans le croup.

Il serait très-intéressant de connaître exactement la marche de la température dans le croup.

Cette notion préciserait à la fois les indications thérapeutiques et le diagnostic des complications.

D'une part, celles-ci prennent dans les contre-indications opératoires une place que personne ne songerait à leur dénier; on sait d'autre part comment l'on est exposé fort souvent à les méconnaître.

La matité, rarement absolue chez les enfants, ne se rencontre pas toujours dans leurs phlegmasies pulmonaires. La recherche et l'appréciation de phénomènes stéthoscopiques chez un malade atteint de diphthérie du larynx, requièrent une grande finesse d'auscultation, beaucoup d'expérience et d'habileté. Le murmure vésiculaire est parfois absent. S'il existe dans la poitrine différents bruits, ils sont presque toujours masqués, dénaturés par le retentissement de ceux qui se produisent au larynx et dans la trachée et par toutes les modifications accidentelles de l'acte respiratoire.

On pourrait croire que l'exploration de la radiale permet de contrôler le mouvement fébrile. Certainement, dans le plus grand nombre des cas, on constate l'existence de la fièvre, on l'annonce avec beaucoup de raison, mais nous ne croyons pas qu'on puisse la mesurer sûrement. L'angoisse du patient, son agitation, l'étroitesse artificielle de son larynx troublent et précipitent le pouls autant que la respiration.

Cependant, si nous récusons le témoignage de ces deux facteurs, le mouvement respiratoire et la circulation, ce n'est pas à dire que nous reconnaissions au troisième, à la chaleur, une autorité sans limites. Nous allons, dès à présent, donner les motifs de nos réserves.

Dans le croup, les éléments thermogènes sont multiples et s'associent très-diversement de manière à produire une résultante plus ou moins complexe dans laquelle il est souvent difficile d'établir la part de chacun. Les agents diphthéritique et asphyxique s'y trouvent à peu près constamment réunis.

Deplus, ils sont, dans beaucoup de cas, renforcés de l'agent phlegmasique. Sous ce dernier chef, nous voulons spécialement désigner les complications bronchiques et pulmonaires.

La plupart des auteurs pensent que les manifestations pseudo-membraneuses et la phlogose locale plus ou moins intense qui les accompagne ne déterminent pas dans la chaleur de modifications cliniquement importantes ni spéciales. Ce caractère en quelque sorte négatif, mérite d'être pris en sérieuse considération.

Wunderlich (1), après avoir établi qu'un chiffre très-élevé doit être considéré comme un surcroît de péril, ajoute que des températures modérées, même normales, ne fournissent pas la moindre garantie en faveur d'une issue favorable et que la température peut redescendre tandis que la maladie progresse avec une fièvre excessive jusqu'à ce que l'individu succombe.

(1) *Handbuch der Patholog. und Thérap.*, 1865.

Nous lisons dans le *Nouveau Dictionnaire de Médecine et de Chirurgie pratiques* la phrase suivante : « Le poison diphthéritique n'est pas un poison notablement pyrogène, et l'élévation de la température que présentent si souvent dans les derniers jours de la vie, les petits malades qui ont subi la trachéotomie, dépend sans aucun doute, pour la majeure partie, du développement d'une broncho-pneumonie. »

M. Squire (1) lut, en 1870, à l'*Obstetrical Society* de Londres une note très-longue et fort interessante sur les modifications de la température chez les enfants. Après avoir constaté que dans la plupart des maladies infectieuses, la chaleur, un moment augmentée pendant la la première période, s'abaisse lorsque surviennent les manifestations locales, il applique ces remarques à la diphthérie et fait observer qu'ainsi peut s'établir aisément le diagnostic différentiel de l'angine diphthéritique simple et de l'angine scarlatineuse.

En ce qui concerne l'élément diphthérie, nous pouvons dire qu'au début il existe une incubation plus ou moins longue se traduisant, entre autres symptômes, par une élévation passagère de la température.

Celle-ci, quand apparaissent les exsudats caractéristiques, subit une diminution pour osciller ensuite au gré des complications intercurrentes.

L'élément asphyxie remplit au point de vue thermométrique un rôle des plus importants. M. Claude Bernard (2) a particulièrement mis en lumière cette vérité par de remarquables expériences. Il a pu chez un chien

(1) *On deviations of temp. in children, in Médical Times*, 1870, t. II, page 139.

(2) *Revue des cours scientifiques*, 1er juin 1872.

dont on gênait la respiration en comprimant et en bouchant les narines, déprimer ou exalter alternativement la température. Cette élévation toutefois n'est que passagère, et si la privation d'air devient trop complète ou trop longue, il se produit un abaissement définitif. Ces données de la physiologie trouvent souvent dans le croup une confirmation clinique évidente. Si l'on opère avant que l'intoxication carbonique soit trop avancée, constamment il se produit par la suppression de l'obstacle aux mouvements respiratoires, un abaissement thermométrique de bon augure. Et si plus tard, une fausse membrane vient obturer de nouveau les voies de l'air, aussitôt la colonne mercurielle s'élèvera.

L'influence des complications phlegmasiques est suffisamment connue: Elle peut se manifester au début avant la période asphyxique; et si l'on constate alors, en même temps que la présence des fausses membranes, une élévation thermométrique supérieure à 38,4, il faut redoubler d'attention dans l'examen du thorax. Elle se révèle surtout quand l'expulsion des débris pseudo-membraneux, quand la trachéotomie n'apportent pas dans un chiffre élevé de notable diminution. On sait enfin comment elle peut se faire sentir jusque dans le décours de la maladie.

Quelques-unes de ces notions complexes ressortiront jusqu'à l'évidence des relevés suivants:

I.

Angine diphthéritique, croup.—Jules N..., 3 ans.—Billet, th. de Strasbourg, 1870.

28 avril 1868. T. 36,8, angine diphthéritique.

Le 29. Matin : T. 39,2, P. 128, R. 44, la respiration devient difficile et sifflante.

Soir : T. 39,8, P. 132, R. 56.

Le 30. 6 h. matin : T. 39,4, P. 123, R. 36.

9 h. : T. 40, P. 130, R. 56; accidents de suffocation.

1 h. 1/2 soir : T. 39,2, P. 140, R. 44 ; avant opération.

T. 38, P. 116, R. 34 ; 1/4 d'heure après.

5 h. : T. 38,4.

II.

Croup, 5 *ans*. — *Sanné*, *th. Paris*, 1869.

8 octobre 1868. Début.

Le 13. T. 38,2.

Le 14. T. 38 ; avant l'opération.

10 h. matin : T. 35,8 ; immédiatement après.

Soir : T. 38,2.

Le 15. Soir : T. 40,2 ; rejet de fausses membranes.

Le 16. T. 38,9.

Le 17. Matin : T. 38,4.

Soir : T. 39,8.

Le 18. T. 38,6.

Exeat, 2 novembre.

III.

Croup. — *Garçon âgé de* 3 *ans* 1/2. — *Diphthérie disséminée, fosses nasales, pharynx, oreilles* (1).

15 juin 1871. P. 124, T. R. 39,2 ; tirage, cyanose, avant l'opération.

(1) Thèse de Fouris. Paris, 1871.

Soir: P. 128, T. R. 39,4; après.

Le 16. Matin: P. 124, T. R, 38,6, R. 22; râles sous-crépitants des deux côtés de la poitrine.

Soir: P. 140, T. R. 40,6, R. 28.

Le 17. Matin: P. 132, T. R. 38,3.

Soir: P. 136, T. R. 38,3; râles peu nombreux.

Le 18. Matin: P. 128, T. R. 38,4.

Soir: P. 136, T. R. 38,8.

Le 19. Matin: P. 136, T. R, 38,5, R. 20.

Soir: P. 140, T. R. 39,5.

Le 20. Matin: P. 136, T. R. 38,6.

Soir: P. 134, T. R. 39,5.

Le 21. Matin: P. 100, T. R. 38,8.

Soir: P. 136, T. R. 39,2.

Le 22. Matin: P. 124, T. R. 37,8.

Soir: P. 128, T. R, 38,5.

Le 23. Matin: P. 116, T. R. 38,6.

Soir: P. 124, T. R. 40,3; l'enfant est resté sans canule toute la journée.

Le 24. Matin. P. 140, T. R. 40.

Soir: P. 132, T. R. 40,3; resté sans canule depuis hier.

Le 25. Matin: P. 138, T. R. 40, R. 24.

Soir : P. 124, T. R. 40,6 ; resté sans canule depuis hier, quelques râles trachéaux.

Le 26. Rien.

Le 27. Matin: P. 120, T. R. 39,1.

Soir: P. 130, T. R, 40.

Le 28. Matin: P. 108, T. R. 39,4.

Soir: P. 124, T. R. 39,4.

Le 29. Soir: P. 108, T. R. 38,2; l'enfant respire par le larynx. La voix revient.

Le 30, Matin : P. 122, T. R. 39,1.

Soir : P. 124, T. R. 39,4.

Terminaison par guérison le 15 juillet.

IV.

Croup. Garçon âgé de 3 ans 1/2.

5 septembre 1870. Matin : P. 140, T. R. 39, R. 32 ; avant l'opération.

Soir : P. 136, T. R. 38,5, R. 30.

Le 6. Matin : P. 132, T. R. 38,6, R. 34.

Soir : P. 140, T. R. 39,4, R. 36.

Le 7. Matin : P. 128, T. R. 38,8, R. 32.

Soir : P. 132, T. R. 39,2, R. 34.

Du 7 au 11. Matin : P. 125, T. R. 38,7 ; râle bronchiques.

Soir. Moyennes : P. 134, T. R. 39,2.

Le 11. Matin : P. 150, T. R. 39,8, R. 36.

Soir : P. 164, T. R. 40, R. 38.

Le 12. Matin : P. 120, T. R. 37,9, R. 24.

Du 16 au 20. Rémissions matinales, exacerbations vespérales qui s'élèvent à 39.

Bronchite persiste, guérison complète quinze jours après.

V.

Croup non opéré.—Garçon âgé de 3 ans.

17 décembre 1870. Matin : P. 130, T. R. 38,5, R. 22.

Soir : P. 132, T. R. 38,8, R. 26 ; la respiration commence à être gênée.

Le 18. Matin : P. 136, T. R. 38,7, R. 28.

Soir : P. 138, T. R. 39,1, R. 30; léger tirage.

Le 19. Matin : P. 144, T. R. 38,5, R. 28; période asphyxique.

Soir : P. 144, T. R. 38,3, R. 32.

6 h. P. 156, T. R. 39,5, R. 34.

9 h. P. 160, T. R. 40,2, R. 40.

Mort pendant la nuit.

Nous ne prétendons pas fournir un schema parfait de la marche de la température dans le croup. Voici du moins quelques indications :

A la première période, très-rarement observée dans les hôpitaux, il se produit une élévation qui dure de deux à trois jours. Puis, quand survient la détermination locale exsudative, la courbe s'abaisse et reste à peu près horizontale jusqu'à ce que l'asphyxie vienne la relever de nouveau. Si l'on pratique à ce moment l'opération, la courbe revient pour cinq à dix heures à son point de départ et ne tarde pas à remonter sous l'influence d'une légère poussée de fièvre traumatique, dont la durée moyenne est de quelques jours. Il est à peu près constant de voir une ascension de la colonne mercurielle coïncider avec l'ablation de la canule, ce qu'on pourrait attribuer peut-être à la gêne respiratoire plus ou moins grande qui se manifeste alors. Si rien n'entrave la guérison, la courbe, pour un temps bien difficile à déterminer, oscille faiblement jusqu'à la normale. Si la mort doit survenir, au contraire, la courbe s'élève brusquement, ou quelquefois subit un abaissement rapide. Il se produit dans ce dernier cas une sorte de collapsus; ainsi se trouve justifiée jusqu'à un certain point cette opinion des auteurs, que la chaleur peut être modérée, même normale dans des cas de terminaison fatale. Mais il s'agit là d'un phénomène ultime qui ne saurait induire en erreur, et dont la valeur est, du reste, contrôlée par l'examen des autres symptômes. Au moment de la période asphyxique, si l'on retarde ou si l'on rejette l'opération, la provision d'oxygène s'épuise dans les tissus, et la température baisse.

En résumé, dans le croup, il existe une courbe thermométrique spéciale, caractéristique.

Les oscillations inattendues qu'elle présente souvent traduisent la complexité des éléments calorifiques particuliers à la maladie. Ce fait est mis en relief par l'observation clinique (1) autant que par les données de la physiologie (2).

On a pu croire longtemps que la marche de la chaleur n'avait rien de régulier; M. Long Fox (3) déclare qu'il y a peu de chose à dire de la température dans le croup. Mais, si l'on prend garde que les irrégularités, ce que nous appellerions volontiers les incertitudes thermométriques, trouvent leur explication dans des phénomènes accidentels tenant bien des fois le pronostic dans une dépendance étroite, peut-être nous permettra-t-on d'en appeler d'un jugement sommaire à coup sûr, et, pensons-nous, injuste.

D'ailleurs, nous ne voulons pas vanter outre mesure la signification d'un tracé thermographique.

(1) H. Roger. *Recherches cliniques sur les maladies des enfants*, t, I. Paris, 1872. — *Archives de Médecine* 4me s., t. VI. — Squire, *loc. cit.* — Billet th. Strasbourg, 1869. Fouris. Th. Paris, 1871.

(2) Claude Bernard, *loc. cit.*

(3) *Remarks on clinical th.* in *Medical Times and Gaz.*, t. II, 1869. p. 459.

Pour le pronostic, il existe plusieurs éléments qui doivent tous être pris en sérieuse considération.

Les uns sont fournis par l'état général; avec une grande habitude, on parvient à les apprécier justement.

Les autres sont accessibles à tout le monde; nous voulons parler du pouls, de la respiration, de la température, de la quantité et de la densité des urines et même des proportions du chlore et de l'urée. Avec ces données, qui peuvent être chiffrées, il est possible d'établir des conclusions légitimes. Lorsque, par exemple, chez un enfant, nous voyons après une exaltation passagère de tous les symptômes, le nombre des respirations diminuer, la fréquence du pouls décroître, le thermomètre baisser; lorsque en même temps la densité de l'urine s'affaiblit, la quantité du chlore augmente, ainsi que celle de l'urée, nous pouvons dire que la maladie marche vers la guérison.

Mais il est dangereux de s'exagérer la valeur de chacun de ces éléments pris en particulier. Il faut les réunir, les comparer entre eux, les grouper en un seul faisceau pour en tirer des indications d'une réelle importance.

Paris, A. PARENT, imprimeur de la Faculté de Médecine, rue Mr-le-Prince,

www.ingramcontent.com/pod-product-compliance
Ingram Content Group UK Ltd.
Pitfield, Milton Keynes, MK11 3LW, UK
UKHW020946180726
13838UKWH00003B/1165